精神疾病的
辨識與危機處理

張君威 著

國軍自我傷害防治

序

台灣地區每年有數以萬計的役男走入軍中，面對突如其來的一個新的環境，有些弟兄難免產生身心調適問題。而因身心狀況造成部隊困擾的士兵，有些可能本身就不適合當兵，有些則是排斥當兵，集合在一起，處理起來也就更為棘手。精神疾病的原因，為許多生理、心理、社會因素的綜合結果；當症狀首度出現於服役弟兄時，隊職官在面對家屬的質疑與溝通上，也更為困難與複雜。

每當部隊弟兄發生自我傷害、自殺或不當管教等事件時，不僅嚴重影響士氣，亦造成家屬恐慌與社會大眾的不諒解。軍中幹部與家屬若能早期辨識出精神疾病徵兆，迅速給予就醫協助，並提供更完善的治療資訊，可將傷害與不幸減到最低。如果弟兄已符合停除役法令，隊職官應如何與家屬溝通協調並與醫院醫師密切聯繫，協助弟兄儘速完成離營作業，減少部隊危安因素，精實國防戰力。

精神疾病是一個抽象的概念，也是一個複雜的疾病。到精神科門診或精神科病房住院，更是部隊弟兄、家屬、隊職官這輩子令人震撼的第一次經驗。軍以戰為主，部隊以安全為重；醫療人員難懂的專有名詞與冗長的評估流程，常無法符合部隊與家屬的期待。精神症狀出現初期，常見帶隊班長與家屬各自解讀，沒有交集；拒絕服藥或住院醫療，也錯失治療良機，若不幸釀成悲劇，更難以收拾。

余自國防醫學院畢業後，歷練海軍飛彈巡防艦及左營海軍新兵訓練中心醫官。與第一線軍中弟兄同甘共苦，親自帶兵到醫院看診、轉診，寫公文請醫院協助開立診斷，辦理停役。有時找遍軍醫院，卻無床位可收治時，須伴隨弟兄繼續在船上服勤，對於前線弟兄、醫官及隊職官所遭遇到的身心壓力，感同身受。基層

部隊歷練結束後，於國軍北投精神專科醫院及臺大醫院完成精神科住院醫師訓練。升任主治醫師後，奉派前往加拿大英屬哥倫比亞大學深造，回國後歷練國軍金門、松山、台中、北投、基隆等醫院精神科主治、主任醫師等職務。物換星移，撫今追昔，看診時對於部隊求助官兵所處困境，彷彿昨日，歷歷在目。

　　精神疾病對於部隊弟兄與新幹部，都是一個新鮮的議題；特別是自殺防治更是國軍各級幹部責無旁貸的工作重點。擔任精神科醫師二十餘年，多次於陸、海、空軍、外島、心輔、女青年工作大隊等基層及高司單位巡迴講座演講。然課程結束後，在隊職官腦海的烙印，宛若曇花一現。在臨床實務工作與部隊溝通與家屬會談後，深覺需要有一較完整衛生教育資訊提供給軍中長官、心輔人員、弟兄與家屬參考。

　　此書部分內容曾以衛教文章或學術論文方式發表於《中國時報》、《聯合報》、《民生報》、《台灣日報》、《自由時報》、台灣精神醫學年會、國軍軍醫學術研討會、世界精神醫學會等。為應部隊需求與知識經驗傳承，特別做一完整性結集重編，希望增進部隊官兵及家屬對精神疾病的了解，早期診斷，早期治療，提升部隊戰力。

張君威　博士

西元2016年2月15日

Contents

序...3

第一章　軍人精神疾病的辨識.............................7

第二章　軍人常見的求助問題...........................12

第三章　精神疾病的危機處理...........................24

第四章　國軍自我傷害防治.............................32

第五章　精神疾病與停除役.............................38

第六章　什麼是精神疾病...............................45

第七章　精神疾病的病因...............................51

第八章　精神疾病與宗教...............................57

第九章　當兵與精神疾病...............................64

第十章　精神疾病的診斷...............................71

第十一章　裝瘋賣傻要停役──詐病.....................80

第十二章　心理測驗與心理衡鑑.........................89

第十三章　精神疾病的治療.............................96

第十四章　精神疾病與藥物治療........................103

第十五章　精神疾病與心理治療...................... 108

第十六章　社工評估與家族治療...................... 115

第十七章　住院軍人的職能治療...................... 122

第十八章　精神科門診注意事項...................... 127

第十九章　精神科住院注意事項...................... 132

第二十章　部隊可以強制弟兄住院嗎................. 140

第二十一章　別讓家屬不清楚──三方會談........... 144

第二十二章　輔導長醫院探病案例分享................ 148

第二十三章　海軍艦艇弟兄住院調陸流程............. 152

第二十四章　新兵驗退流程與四聯單................. 156

第二十五章　停除役辦理流程與公文................. 161

第二十六章　如何填寫因病停訓、停役、除役建議表.... 169

第二十七章　驗退停役後與兵役複檢................. 176

跋... 182

第一章　軍人精神疾病的辨識

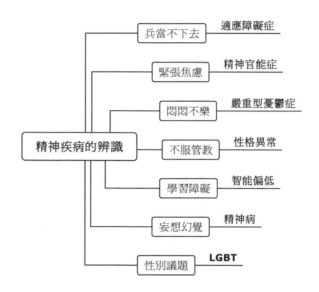

案例一

　　三天前剛上船弟兄，在第一次航行前夕；以簡訊告知隊長他已下決定，不是死就是逃，請代為轉告他父母。隔天一早，船出海東北征。中校輔導長留下上尉隊長通訊官陪他到醫院，弟兄看了病房，不想住院，只想回家？

案例二

　　新訓中心接兵隔天，隊職官帶一個全身多處疼痛、不舒服的弟兄（頭痛、暈眩、呼吸困難、心臟痛、大便大不出、骨頭痛、皮膚癢）到國軍桃園總醫院掛了七科（沒有精神科）都被醫生認為沒病？當晚崩潰大哭，部隊緊急送往北投醫院精神科急診室。

案例三

　　大年初三，第一批連年假結束。收假當天，駐地在南部的排長，獨自從中部家中，背著行旅北上。憔悴的面容、拖曳的步伐、遲滯的反應，凝結在精神科的診間。自述：這幾個月來，部隊長官一直認為我在逃避，怠忽職守；爸爸也要我好好當兵。問診後，醫生打電話給排長家人，告知孩子目前在醫院求助。排長拿著電話跟父親說：我在部隊非常痛苦，彈藥庫鑰匙也在我身上，老爸你今天再不讓我住院，叫我回部隊，你就會從電話聽到槍聲？確定緊急收住院後，請排長打電話告知休假中的連長，手機傳來愉快的歌聲「恭喜恭喜恭喜你呀，恭喜恭喜恭喜你，冬天一到盡頭真是好消息，溫暖的春風正要吹醒大地……，您撥的電話目前沒有回應，請您稍後再撥……。」

案例四

　　志願役一兵，兵變後一直想請假離開營區；請假不准，手握雙拳，怒目敵視長官，語出威脅，蝦咪攏不驚？

案例五

　　新兵在軍中做事老是慢半拍，雖然有科技大學畢業的學歷，但槍枝分解後，卻裝不回去，疑似學習障礙，被班長送到精神科來。

案例六

　　我們輔導長一直想要搞我，甚至我放假的時候都派人跟蹤我。我常能感覺他們的存在，別以為他們躲到別人身體，變成我認識的人，我就不知道他是誰。哪一天我不爽踹過去，他就原形畢露了，我比他還政戰…。

案例七

輔導長說：他有性別的問題，在部隊大家都捉弄他，他痛苦到想死；我們長官說，他再留在軍中，不是被弄死，就是自己死，可不可以給他辦停役。

軍人精神疾病的辨識

軍中常見的精神疾病有哪些？為何還編制一個軍醫院（番號818[1]），專門收治軍人精神疾病？三軍總醫院北投分院（前國軍精神醫學中心）每天有來自全國軍事單位後送求助的軍人，其中最常見的問題不外乎以下七種：

第一常見的疾病為**適應障礙症**（adjustment disorder），又稱為環境適應障礙症。顧名思義，就是對新的環境，無法適應，產生了生活、社會、職業功能上的顯著減損；最常出現在入伍新兵或剛下部隊的士兵。老兵或志願役官士兵的適應障礙，則常發生於職務調動或業務壓力增加時。

第二類常見疾病是以焦慮為主軸的**精神官能症**（neurosis）。如恐慌症、強迫症、廣泛性焦慮症、慮病症、創傷後壓力候群、低落性情感性疾患（dysthmic disorder，又稱輕鬱症或精神官能性憂鬱）；有些是在入伍前即求助過身心科或服用藥物，因軍中環

---

[1]　1898 年，臺灣守備混成旅團軍醫部長藤田嗣章於北投溫泉區創「臺北陸軍衛戍療養院北投分院」（日俄戰爭傷兵在此泡溫泉休養）。1949 年聯勤 108 醫院由浙江遷台後，歷經多次遷移與更名，1966 年遷入現址。1975 年更名為三軍精神病院，1976 年更名為陸軍 831 醫院；1986 年更名為國軍 818 醫院（又稱國軍精神醫學中心）。1998 年更銜為國軍北投醫院，102 年 1 月 1 日併入三軍總醫院，更銜為國防醫學院三軍總醫院北投分院，為國軍唯一的精神科專科醫院。全院有精神病床四百餘床，分為軍陣精神科、身心精神科、神經精神科、藥癮精神科、老人精神科、成人精神科、兒童青少年精神科、社區精神科等八大科，編制四十餘位精神科醫師，肩負軍中精神疾病臨床、教學與研究的任務，為國軍精神醫學的重鎮。

境壓力而更加惡化，有些則是在當兵後才發生[2]。

第三類常見的疾病是持續兩週出現憂鬱心情，對原先喜歡的事情失去興趣或喜樂、對事提不起興趣，非處於節食狀態出現明顯的體重下降或增加，幾乎每天失眠或嗜睡，幾乎每日運動性激動或遲滯，幾乎每日疲累或失去活力，幾乎每日有無價值感或過分不合宜的罪惡感，幾乎每日思考能力或專注能力減退，反覆想到死亡或自殺等以憂鬱[3]為主軸的**嚴重型憂鬱症**（major depressive disorder）。

第四類是**性格異常**，特別是反社會型人格異常，當兵前就有傷害、槍砲、妨害性自主等前科案底或K他命、搖頭丸等毒品使用紀錄。大腦功能可能在過去的拼鬥或吸毒損壞，導致鱸鰻[4]問題；在軍中不服管教或與部隊長官嗆聲，直接挑明不想當兵。

第五類為學習緩慢，無法跟上部隊進度的**智能偏低**。根據常備役兵現役病傷殘廢現役病傷殘廢停役檢定標準，智力測驗評估總智商未達85，檢附國中、國小成績證明，經精神科專科醫師診斷為智能偏低可以符合停役標準。這些人過去學歷可到高職畢業，現在可以到大學畢業。很多家長以為當兵接受磨練就會成長，但入伍後狀況百出，若無法適應導致逃兵或自我傷害，不僅造成部隊的困擾也危害到自己。

第六類是**精神病**，主要包括妄想症、思覺失調症、躁鬱症等，主要症狀有被害妄想、誇大妄想、視幻覺、聽幻覺、自言自語、比手畫腳及怪異行為等。精神疾病的好發年齡就在服役年齡前後，從軍剛好進入一個緊張壓力的環境，若疾病在軍中初

---

[2] 楊皓名、戴月明（2015）。新兵自殺行為與睡眠問題的相關：探討焦慮及憂鬱的中介效應。台灣精神醫學；29：109-18。

[3] 張國榮、陳端容、蔡孟岳、馮煥光（2006）。役男發生重度憂鬱之相關因子探討。台灣衛誌；25：266-73。

[4] 大尾鱸鰻（David Loman），2013年上映的台灣喜劇電影；由豬哥亮主演。鱸鰻，棲息在沙泥底部的肉食性魚類；白天全身隱藏在泥地，只露出一個頭呼吸；夜晚出由覓食，以其他魚類、蝦、蟹為食。

發，容易被解釋成單純壓力反應或以宗教方式處理，而錯失治療良機。

第七類為**性別議題**，軍人來自社會，LGBT性傾向或性別文化認同障礙，在軍中不易走上檯面或被包容。雖然同性戀司空見慣，也不合停除役標準。但過度偏女性特質的弟兄，不容易融入陽剛的工作環境；如果必須一起洗澡，更是一大挑戰；也容易被欺侮或取笑。猛男女士兵，和一群女兵住在一起；如魚得水，其室友有苦難言？跨性別者在軍中，更是不能說的祕密；常因自我傷害送醫後，才被發覺。

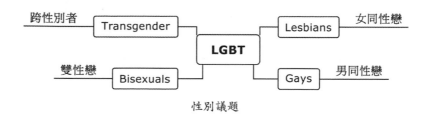

性別議題

第二章　軍人常見的求助問題

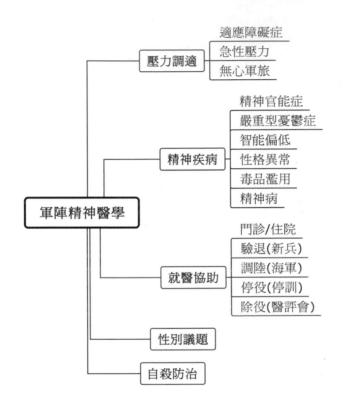

　　每個弟兄被送到醫院求診的理由，千奇百怪？住院期間，也會發生一些難以掌控的問題，需要部隊持續的協助與支持。以下是在精神科臨床工作中，官兵求診的原因。包括入伍、抽籤、下部隊等不同階段；部隊單位包括外島、艦艇、救災；生活上包括感情、經濟、家庭、性格、毒品、自殺、女官士兵、性別平等。括弧內為可能的診斷，軍人精神疾病診斷攸關兵役制度公平運作，實際情況需臨床醫師評估確認。

入伍

1. 入伍後，只要聽到長官訓話，就出現心跳加速、胸悶、頭暈，不斷發抖；近日因悲傷，擔心將來的日子，出現自殺意念而送醫。（適應障礙症、精神官能症）
2. 部隊集合時，手容易麻，曾換氣過度，嘴巴也曾被套過塑膠袋。（適應障礙症、精神官能症）
3. 班長說，不想當兵就去驗退，跟醫生說你想自殺。（詐病）
4. 小時候，叔叔霸凌我，搶走我的錢，不准我跟爸爸說，否則就會打我；現在部隊班長，讓我產生一樣的感覺。（創傷後壓力症候群、精神官能症）
5. 我膝蓋受過傷，就是不喜歡跑步，要我跑步，乾脆叫我去死算了。（性格異常）
6. 突然被抓來當兵，家中失去經濟來源，部隊規範有夠機車、長官亂罵人；導致大爺情緒低落，要求住院。（性格異常）
7. 入伍第三天，與班長爭吵、扭打，被輔導長拉開；當兵前有傷害、吸毒前科。（性格異常）
8. 這弟兄從菲律賓（越南、緬甸）來的，根本聽不懂國語。（適應障礙症）
9. 我聽到新訓中心鐵筷掉落或與餐盤撞擊的聲音，就渾身不對勁；睡夢中，鋁床撞擊，常讓我驚醒。（精神官能症）

下部隊

1. 從第一次放假，我擔心要回部隊，就想吐。（適應障礙症）
2. 個案於上個月更換單位後，因督導多，壓力大，大哭崩潰，五隻手指都咬到破皮…。（適應障礙症、精神官能症）
3. 部隊壓力大，常轉診看病，被學長盯上，意圖咬舌自盡。（適

應障礙症、憂鬱症）

4. 做錯事被長官叫去罰站後，認為罰站是對國小學生才用的處罰，我很生氣，就去割腕了。（性格異常）

5. 下部隊後，同袍覺得我在擺爛，聯合起來盯我，我心情很差。（精神官能症、適應障礙症）

6. 下部隊後生活很緊繃，我不知下個鐘頭要發生什麼事，不像新訓中心還有朋友。（適應障礙症）

7. 士官長在寢室裝了一根單槓，我從小就恐懼體能，太man了，我想我會用繩子在寢室上吊？（精神官能症）

8. 我喜歡船上的生活，陸地單位一直督導，人手也不夠，每天搞到很晚，再做下去，我會發瘋。（適應障礙症）

抽籤

1. 烏坵[5]，不是我要去的地方，左營海軍醫院醫官不讓我停役，就要讓我到北投醫院住院，否則我就死給你看。（性格異常）

2. 我在韋昌嶺[6]已經是底線了，要我上船到東引[7]，我就跳海給你看？（性格異常）

3. 下週我就要抽籤了，但我適應不良，今天來住院，可不可以馬上驗退，不要再等心測做檢查。（性格異常）

4. 他一直哭著說要回家，上周五本來該搭船到東引，長官不敢給他上去，被送到818醫院。（適應障礙症）

5. 抽到金門，我有一種失落的感覺；軍中樂園[8]海龍特訓的沙灘的場景，一直在我腦海中徘徊；我不想去，我想回家。（適應

---

[5] 烏坵，由大坵與小坵兩個小島組成，距金門72海哩，為離島中的離島。

[6] 韋昌嶺，位於基隆信義區培德路，新兵分發至東引或馬祖，會先集中在此，等待船班。

[7] 東引，屬於連江縣，為中華民國實際統治區的最北境，有「國之北疆」之稱。

[8] 2014年勇奪電影金馬獎最佳男女配角獎項，描述菜鳥（阮經天）被挑入兩棲作戰部隊，接受嚴酷訓練，終遭退訓；改分發有「軍中樂園」之稱的特約茶室經歷。

障礙症）

6. 海軍新訓中心的班長說，最好不要抽到大船；尤其是諾克斯艦[9]，每次開船好幾天都不靠岸，偏偏我就抽到了，我怕靠岸後，馬子跟人家跑了。（適應障礙症）

割腕

1. 陸軍下士，上個月才畢業授階，剛到部隊兩星期，下午在寢室用美工刀割腕。他不想住院，可不可以強制住院？我們處長問他可不可以停役？（適應障礙症、憂鬱症）
2. 昨天放假，他用手機傳了一個割腕的畫面給我；我們輔導長去他家把他帶回來。（適應障礙症、憂鬱症）
3. 每次我割腕後，就有一堆人假裝關心我；連政戰處長都嚇得要死，我又沒有要除役，我也不想住院。（適應障礙、性格異常）
4. 我當兵前就常割腕，當刀子劃過手腕，我身體也消失了。（性格異常、憂鬱症）

自殺篇

1. 休假期間於汽車旅館燒炭中，部隊經通聯記錄發話處，循線找到。（憂鬱症）
2. 知道無法符合停役標準，從高處跳下？（適應障礙症、性格異常）
3. 藥物只能平復我的情緒，不能治療我想死的念頭。（憂鬱症）
4. 我想舉槍自盡，只要逮到機會，我一定做的到。（憂鬱症）
5. 在大兵日記寫著人生無意義，所有困境加在一起，自己卻沒有

---

[9] 諾克斯級巡防艦（Knox-class frigate），美國海軍自 1969 年開始服役的反潛巡防艦；1993 年起陸續向美軍租借；是目前唯一還在使用二次世界大戰蒸汽鍋爐的汽機艦。

任何方法可以解決或應對，即使重新回顧，也只能選擇自殺。
（憂鬱症）

6. 他傳遺書簡訊給同梯弟兄，同梯弟兄又傳給輔導長。（憂鬱症）

毒品

1. 我拉過K，最近膀胱一直很痛。（K他命）
2. 我用過四號仔，被勒戒過，當兵前參加過美沙冬治療，現在癮又來了。（海洛英）
3. 我以前在酒店當幹部，吃FM2，也用搖頭丸，常出現幻覺。（毒品）
4. 國中跳八家將的時候，我就開始搖頭；現在只要班長講話大聲一點，我就要起乩了。（安非他命）

外島篇

1. 在小金門每次站哨，就出現反胃、心臟刺痛，腦海中出現把自己心臟挖出來的景象，因想跳山堆自盡，經由衛福部金門醫院轉至本院。（憂鬱症、精神病）
2. 在部隊中，情緒激動，一拳捶向玻璃窗，經縫合十餘針，立即搭飛機護送返台。（憂鬱症、性格異常）
3. 弟兄分發到澎湖後，覺得班長講話很酸，業務壓力大，出現心情低落，失眠、食慾變差，以割腕紓解壓力（適應障礙症、精神官能症、憂鬱症）。
4. 專業軍官，在本島當排長都沒問題；到外島就發病了，由向日葵病房[10]轉到台灣。（適應障礙症）。

---

[10] 目前金門唯一的精神病房，位於衛生福利部金門醫院。

艦艇篇

1. 我抽到艦艇兵，聽說上面的學長很機車，我上船就會暈，不讓我調陸，我就跳了。（適應障礙症、性格異常）
2. 醫官上船後一放假，從台北飆車到高雄，打電話告訴老爸來把車開回去，說如果部隊不讓我調陸，我要撤船逃兵。（適應障礙症、性格異常、詐病）
3. 最近醫官少，自己的船靠岸；還要支援別的船，我幫船上三個兵辦調陸了，這次輪到我來看病，想幫自己辦調陸。（適應障礙症）
4. 船艙那麼小，我睡覺打鼾都被學長罵；我老爸希望我調到陸地的支援隊。（適應障礙症）
5. 本來以為艦艇工作錢比較多，志願役簽下去發現，太辛苦了，我想回家。（適應障礙症）

家庭篇

1. 自述壓力來源，來自遠期成長經驗，缺乏完整家庭的關係，自覺不被父母重視照顧，曾有自殘行為，到部隊煩躁不安，要求部隊立即滿足讓他住院辦停役的需求…。（精神官能症、性格異常）
2. 單親媽最近失業，家裡經濟出現很大問題；抽菸時，我想從頂樓跳下去。（適應障礙症、憂鬱症）
3. 弟弟去年車禍過世，老爸肝癌末期，我卻要當兵，不能照顧他，割腕了。（憂鬱症）
4. 強調掛念母親，想要停役多陪她，又想選擇死亡，離開母親，又擔心母親無法承受？（憂鬱症）
5. 單親媽自己住，阿公中風，我在部隊根本放不下心，每天都做

惡夢。（適應障礙症、精神官能症）

經濟篇

1. 過去在賣手機，以為軍中穩定，立即簽志願役，進去後發現太不自由，無退場機制，心情不好，我只好裝病來住院。（詐病、性格異常）
2. 我同學在外面，薪水沒有比我少，我想停役，不想再當志願役軍人了。（適應障礙症）
3. 我現在才少尉，未來月退俸應該是等不到；我才不想幹二十年，還不如早點走？（適應障礙症）
4. 我是單親媽媽，小孩才幾個月；看到薪水高，才來當女兵。我有小孩要哺乳，軍中又不能讓我每天回家，我想停役；真的要變成憂鬱症才能退嗎？（適應障礙症）
5. 我是逃債才到軍中，想不到那麼不自由；退場機制在哪裡？聽說住院辦除役最快？（適應障礙症、詐病）
6. 我以前妨害性自主，住過感化院；有傷人前科，未被判刑。在新訓沒錢養家就簽志願役，現在老婆生了；我想除役換工作；就跟班長嗆聲。（性格異常）

感情篇

1. 情傷，燒炭未遂，支持活下來的理由是媽媽單親。（憂鬱症）
2. 女朋友離我而去，我就沒有辦法活了。（憂鬱症）
3. 女友墮胎，休假在家中嘗試上吊、燒炭。（憂鬱症）
4. 女朋友劈腿，我兵就當不下去。（憂鬱症）
5. 我載女朋友，和人家對撞，她當場死掉，我無法忘記？（憂鬱症、創傷後壓力症候群）

6. 下部隊後，與女友分手，出現情緒低落、哭泣、食慾減低、注意力不集中，一閃而過的自殺想法。（憂鬱症）
7. 兵變後，變得沒有自信、信任感破滅；是老天爺要整我嗎？（憂鬱症）

性別議題

1. 我藏刮鬍刀是在刮腿毛，看我的胸部有點隆起，我用荷爾蒙。（性別認同）
2. 我有男朋友，也有女朋友，為什麼還要當兵。（雙性戀、同性戀）
3. 部隊醫官說同性戀不能停役，我是零號，我想我應該算是性別認同問題？（同性戀）
4. 這個女排長像男的一樣，所有女官兵都怕她？（性別認同）
5. 我入伍前在百貨公司化妝品專櫃當櫃哥，到陸戰隊都不能化妝，很過分捏？（性別議題）

女官士兵篇

1. 女兵婆媳問題、準備離婚，育有一子，在軍中哭泣。（適應障礙症、精神官能症）
2. 我跟我的輔導長戀愛了，後來輔導長被調單位，我想辦停役，他也同意。（適應障礙症、精神官能症）
3. 我是看了國軍人才招募中心的廣告進來的，當初他們跟我講後勤文書，進來後變成戴鋼盔的陸軍，是不是要嚴重到變憂鬱症，才能離開軍中？（適應障礙症、精神官能症）
4. 是老爸逼我去讀政戰學校，我從大一就不想念了，現在研究所都畢業了，難道要得憂鬱症才能離開軍中？（適應障礙症、精

神官能症）

5. 我本來很漂亮，有穩定的男朋友。想多賺點錢減輕男朋友的負擔。入伍後，剛開始我還常請他吃飯。後來他說我每天出操，弄的臭臭的，曬的黑黑的，手常拿槍，變得粗粗的，也越來越不溫柔，然後他就劈腿了。我沒錢賠，我想退場，真的要住精神病院嗎？（？）

性別平等

1. 五位男性軍病人，於病房玩拉生殖器遊戲，護理官探視時，某位病人正被環抱，給予制止。（性騷擾）
2. 弟兄住院期間，不當撫摸護理人員，疑似性騷擾，被迫離院。（性騷擾）
3. 洗澡時，懷疑長官偷看，想性侵他。（精神病、精神官能症）
4. 女兵住院中，高司單位監察官來訪，因為她申訴在軍中被性騷擾（憂鬱症）
5. 我的主管喜歡在窗口看著我，我覺得他眼神很色；要說性騷擾，又不至於。我覺得他沒事喜歡找我麻煩，我不想甩他，又沒辦法。（？）
6. 櫃姐突然跑來簽志願役，在軍中很多人約會。近日因情緒低落、意志消沉、無心軍旅，聽說有告了一些同袍性騷擾，部隊監察官跑到醫院來約談。（適應障礙症，憂鬱症）
7. 某弟兄在女性浴室偷裝針孔攝影，案發後出現心情低落，自殺意念而住院。（適應障礙症、詐病）

性格

1. 我的目標是死亡，不是生存；一直探詢長官何時可配彈藥執勤。（性格異常）

2. 國小上課，常動來動去，困難等待；不喜歡排隊等候，注意力不易集中；國、高中常和同學衝突，曾把同學打到骨折；高二肄業。入院後，因攻擊其他病友，對方報警，而出院…。（性格異常）

3. 事情用講的就好，為什麼排長要罵人；我夢到拿武士刀，坐在他們的屍堆上。（性格異常）

4. 天要下雨，娘要嫁人，隨它去吧；我想死，不要攔我；我有殺人未遂前科。（性格異常）

5. 他告訴輔導長，想引爆飛彈把部隊炸掉。（性格異常）

6. 嘿嘿，我的腳不會動了，不能走路，可以停役嗎？（性格異常、詐病）

7. 國中時候，我就跳八家將、官將首、也當過三太子，曾經在陣頭火拼時，用扁鑽刺了人，是你們說的宮廟少年。我只不過嗆長官幾下，就被送來了。（性格異常）

災難篇

1. 我不想再挖屍體了，那種味道，那種場景，會令我瘋掉。（創傷後壓力症候群）

2. 半夜我夢到有豬在追我，說我把牠們埋了。（創傷後壓力症候群）

3. 颱風又來了，搶救、搶救、搶救；誰來救我。（急性壓力反應）

4. 我在官田收假時翻車[11]，同梯的在我面前重傷，我到現在還一直做惡夢。（創傷後壓力症候群）

5. 每年不是走山就是颱風，不是飛機摔，就是地震；不是挖人就是撲殺雞鴨。我實在很不喜歡那種畫面跟屍味，已經好幾個月都在半夜驚醒，對人生也逐漸看破。（創傷後壓力症候群）

---

[11]　44 名新兵收假，國道翻車 1 死 43 傷。TVBS 2010 年 7 月 12 日。

正期軍官篇

1. 我是心輔官，政戰學校心理系畢業，來自外島，我不知道他們為什麼要玩我。（適應障礙症、精神官能症）

2. 我是醫官，最近調單位，壓力很大；我想我撐不到基層歷練結束回醫院工作，我們同學已經有人除役了。（適應障礙症、精神官能症）

3. 我是官校正期畢業，從預校國中部開始，十年養成教育；其實我在學生時代就想了結，現在真的撐不下去了。（適應障礙症、精神官能症）

4. 上尉輔導長做第一次發言，今天我不是帶兵來住院，是替自己辦除役，我想住開放病房。（適應障礙症、精神官能症、詐病）

5. 那一年，金融海嘯；我們一起進官校。在學校苦撐，畢業後，還是無法改善。心理測驗的那些憂鬱症狀我都有，我們年班已經好幾個退場了？（適應障礙症、精神官能症）

退場篇

1. 醫官，你剛剛問那些都是白問的？我就是不想當軍人了，才想來住院。（詐病）

2. 我是被人才招募中心騙進來了，我外面工作都找好了。賣珍珠奶茶，彈性上班，收入也不差，C/P[12]值不比當兵差，那多自由啊！（適應障礙症）

3. 我是為養我女朋友才簽進來的，她嫌我沒時間陪她，常常已讀不回。現在她跟人家跑了，我還留在軍中幹嘛？（適應障

---

[12] Capacity/Price，性價比；性能對於價格的比值。

礙症）

4. 我在新訓就簽轉服志願役，下部隊第一天我就後悔了，為什麼不能馬上就走？我以前一個星期換好幾個工作？（適應障礙症）

5. 我每天都在做假資料、跑文，一點成就感都沒有；唯一的樂趣就是放假找女朋友，現在她跑了，我也做不下去了？（適應障礙症）

6. 除役流程一直在往前走，我也一直在想，這樣做到底好不好，部隊為何把我調單位，我喜歡原來當排長的生活，我當幕僚都當出病來？（適應障礙症、精神官能症）

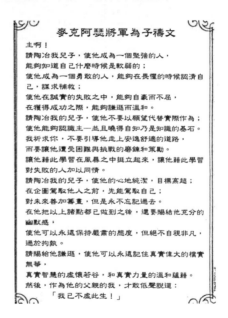

麥克阿瑟[13]將軍為子禱文

---

[13] 道格拉斯・麥克阿瑟（Douglas MacArthur 1880-1964），美國五星上將。語錄有：「老兵不死，只是逐漸凋零。」「人才有用不好用，奴才好用沒有用。」「如果給我一百萬買入伍時的回憶，我不賣；要給我一百萬叫我再入伍一次，我也不願意。」

第三章　精神疾病的危機處理

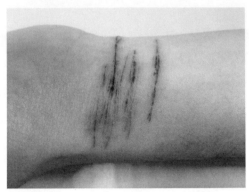

割腕的警訊

案例一

軍艦即將進港，一名水兵告訴同船弟兄，他準備跳海。船快靠岸前，在眾目睽睽下，他穿好救生衣，跳到海裡，隨即被撈上岸。他知道，只要跳下去，他可能會被送到精神科辦停役…。

案例二

83年次，四個月的新兵，在結訓前轉服志願役士兵。對未來充滿願景，他希望在軍中能繼續完成大學學業，未來一路幹到將軍。薪水來了，交女朋友；找到愛情，女友在外面懷了別人的小孩；他願意幫她撫養，但女友不想。他想拿軍中的武器，去找孩子的爸爸…。營輔導長、率連輔導長、排長、班長把他押到醫院來，希望他住院辦停役。他說軍旅生涯是我的夢想，我不要住院…。

案例三

　　女兵被輪椅推入診間，全身虛弱，呈嗜睡狀態。陪同的輔導長表示，昨晚她男朋友的老婆找她談判，回營後就歇斯底里，意圖撞牆，已經在部隊鬧了一晚，可不可以給她住院休養；在北投醫院樹下睡了半天，醒了，發現住院不能解決事情，想回營了…。

案例四

　　女軍官收假當天自行開車到醫院，進入診間；涕泗縱橫，哭訴著主管對她壓迫，只要聽到主管的聲音，就全身顫抖。住院後，拒絕幹部會客，那部車停在醫院固定地方一個月了…。媽媽質疑醫院的軍醫跟部隊是一夥的，聯手要幫她女兒除役。認為女生當軍官很好，希望她趕快回部隊。

案例五

　　分發某軍艦的新兵，還沒上船就去弄了一張診斷證明；說他有環境適應障礙，非調陸不可。輔導長說醫生聽他講一講，不到五分鐘就把證明開給他了。現在一個學一個，整條船的新兵都想調陸。艦長要我來找醫官，希望醫院可以謹慎專業地評估。

巴掌事件

　　1943年，二次世界大戰西西里島戰役，美軍艱苦戰鬥，傷亡慘重。巴頓將軍[14]到醫院探望傷兵時，掌摑兩位戰鬥疲勞的二等

---

[14]　小喬治・史密斯・巴頓（George Smith Patton, Jr , 1885-1945），美國陸軍四星上將。名言：「不讓敵人進攻你的辦法，就是你去進攻他，不停的向他進攻。」

兵，並加以侮辱；令其立即回到前線。這事件引起美軍內部喧然大波及輿論一片嘩然，也讓艾森豪[15]認為巴頓將軍身為指揮官缺乏紀律及自控能力，此事件也讓巴頓將軍差點被解職。

危機處理

危機處理包括：評估危機，接受危機，管理危機，解決危機。有的單位退場人多，有的人少。性質相同單位不同連，有的一年好幾個停除役，有的都沒狀況？對志願役招募來講，是一開始沒找對人，還是找到人之後沒有適當的引導和訓練，以及後續的追蹤評估。

怎麼樣留住人，減少人力資源的浪費？走到停除役的弟兄，有時不是因為辛苦，而是認同感？義務役在陸戰隊當大頭兵可以兩年順利退伍；退伍後幾年，回過頭來簽四年專業軍官，第二年就垮了，說甚麼都不回去，連家長都抗議？

案例一

士官叫不動連上阿兵哥，被排長罵完後，在手上畫了一刀。轉送北投醫院，他說我不要住院，也不要除役。部隊說他有自我傷害，不能擺在部隊，希望醫院給他辦除役；部隊會用最快的速度處理…。

---

[15] 大衛・德懷特・艾森豪（David Dwight Eisenhower, 1890-1969），美國五星上將及第34任總統，二戰期間，曾擔任盟軍在歐洲最高指揮官。總統任內唯一訪問台北的美國總統（1960.6.18）。名言：「我選擇了軍人做為一生的事業，我就要立志做為最好的軍人。」

案例二

　　某弟兄下部隊後，突然生氣的用手擊破玻璃窗，縫20針後，部隊立即將其轉至國軍北投醫院，要求至精神科住院。弟兄過去無精神科就診記錄，也拒絕住院，弟兄家屬也認為部隊太誇張了。

案例三

　　心輔官帶一個弟兄來說，又一個不想當了；我們單位已經很多個了。體能測驗達不到要求，就採用殘酷的魔鬼訓練法。別人休息，他要一直練，我看再練下去，他就鬧自殺了，只好送到醫院評估是否可以除役。

案例四

　　新兵到醫院看診，自訴不喜歡部隊環境，央求住院；告訴媽媽，就算醫院沒床，我也要躺在診間等床。其他弟兄都看完了，診間要清場關燈，休旅車也要回營，他就是不上車⋯。

專業軍人

　　軍人是一種專業，國小、國中畢業進了中正預校，或是高中畢業進了官校、士校，軍校，誰能保證路會一直走下去？環境會變，想法也會變。入營後或回營擔任志願役官士兵，簽了契約發現有些落差甚至失落，無法適應產生了身心症狀，甚至自我傷害，也造成部隊另一個壓力與負擔。

　　職場講員工離職的兩大原因：1.錢沒到位，2.心委屈了。不容否認，許多簽志願役的弟兄是看到不錯的薪水、每天外膳宿及終身學習的機會而來。把從軍定位成一個職場契約，特別是一些

過去順利當一兩年義務役，拿到退伍令再回來專業軍官班的弟兄，卻當兵當到在精神科住院。問他們擔不擔心因病除役，沒有退伍令找不到工作？他們的回答是，我也不是不想當，就是當得很悶？我早就有退伍令，在外面已當到當店長，本以為軍人工作比較穩定，就簽進來了。當一年算一年，我只是想賺點錢，根本沒想到要去跟那些正期生爭官階。

在重視企業管理的年代，如何留住弟兄的心？「大店長開講[16]」說，讓年輕人熱愛工作，首要建立3F的工作環境；Friendly（友善）、Fun（樂趣）、Future（未來感）。

第一是建立職場的友善環境（Friendly）：新弟兄進來，給他完整的介紹和歡迎，讓弟兄逐漸產生歸屬感，以單位的一份子為榮。菜鳥有人關懷，不要感覺被壓榨或茫然；弟兄適應不良短暫住院，有的部隊積極的調整步伐，希望他回去，有的則希望他趕快離開…。

第二是樂趣（Fun），軍旅生涯會令人興奮驕傲與充滿回憶，年輕人需要表現的舞台，而不要讓他覺得整天都在做一些瑣碎的事。如果能讓對工作的定義從職業轉化為事業或志業，幹勁也就來了。有些軍官覺得在部隊每天都在處理一些沒有意義的文，應付一些無聊的督導，常加班又被罵；看不到未來，搞到自己都憂鬱住院…。

第三是要讓他們對未來有期待（Future）：獎賞要及時，不要基層拼死拼活的在做事，最後獎勵的卻是上層，好用努力的人，反而一直被交辦事情。領導幹部要同時扮演老師、教練、專家和朋友四種角色，不只告訴弟兄該做甚麼，還要讓他知道為什麼必須接受訓練和要求。讓他在軍旅生涯中，可以學到技能、培養紀律，有比別人更好的處理問題能力；即使未來退伍，也有很大的幫助。

---

[16] 周俊吉、李明元、戴勝益、尤子彥（2015），大店長開講／50個開店 Know Why。商業周刊出版。

國軍醫院精神科

三軍總醫院北投分院（國軍精神專科醫院）：02-28959808

院本部-台北市北投區新民路60號。（門診、急診、住院），紅線捷運「北投」下車轉「小22」公車，「國軍北投醫院」站下車。

中和街門診-台北市北投區中和街250號。（門診），紅線捷運「新北投」下車左轉中和街，步行約5分鐘。

三軍總醫院松山分院：02-27642151

台北市松山區健康路131號。（門診、住院），綠線捷運「台北小巨蛋」下車，步行約7分鐘。

三軍總醫院基隆分院：02-24231730

正榮院區-基隆市中正區正榮街100號。（門診）

孝二院區-基隆市仁愛區孝二路39號。（門診）

三軍總醫院澎湖分院：06-9211116

澎湖縣馬公市前寮里90號。（門診）

三軍總醫院汀洲院區：02-23659055

台北市中正區汀洲40號。（門診），綠線捷運「台電大樓」下車，步行約8分鐘。

三軍總醫院台北門診中心：02-23919830

台北市中正區紹興南街7號。（門診），藍線捷運「善導寺」下車，步行約9分鐘。

三軍總醫院內湖總院區：02-87923311

台北市內湖區成功路三段225號。（門診、住院），藍線捷運「昆陽」下車，轉搭醫院接駁車。

國軍桃園總醫院：03-4799595

桃園市龍潭區中興路168號。（門診、住院）

國軍新竹地區醫院：03-5348181

新竹市北區武陵路3號。（門診、住院）

國軍台中總醫院：04-23934191

台中市太平區中山路二段348號。（門診、住院）

國軍台中總醫院中清分院：04-22033178

台中市忠明路500號。（門診、住院）

國軍高雄總醫院：07-7496751

高雄市苓雅區中正一路2號。（門診、住院），高捷「衛武營」下車。

國軍高雄總醫院左營分院：07-5817121

高雄市左營區軍校路553號。（門診、住院）

國軍高雄總醫院岡山分院：07-6250919

高雄市岡山區大義路1號。（門診、住院）

國軍高雄總醫院屏東分院：08-7560756

屏東縣屏東市大湖路58巷22號。（門診、住院）

國軍花蓮總醫院北埔總院區：03-8260601

花蓮縣新城鄉嘉里村嘉里路163號（門診、住院）

國軍花蓮總醫院進豐門診處：03-8335730

花蓮市進豐街100號（門診）

國軍花蓮總醫院富世門診中心：03-8610918

花蓮縣秀林鄉富世村101號（門診）

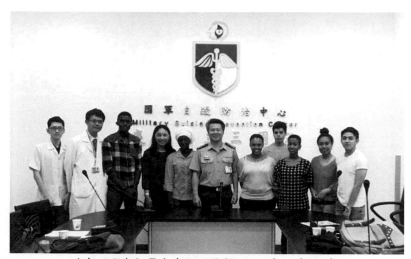

友邦國際年輕學者參訪國軍自殺防治中心（2015）

第四章　國軍自我傷害防治

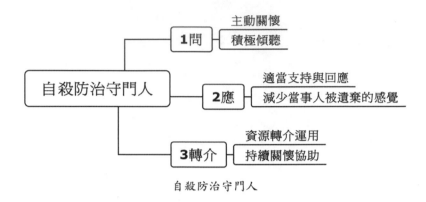

自殺防治守門人

案例一

　　憲兵下士，以剪刀劃傷手腕；輔導長帶到醫院，希望住院辦停役。

案例二

　　陸軍二兵，心情低落，在部隊中以手擊破玻璃，包紮後送精神科住院。

案例三

　　某弟兄休假期間，以美工刀割腕；將畫面用手機傳給輔導長，表達不想回部隊。

案例四

　　某新兵在軍中適應不良，希望住院辦理驗退，無法立即如願，回營後在部隊高處跳下造成骨折。

強化守門死角──精進自殺防治

　　精神科門診醫師最常看到的自殺防治死角如：恐懼回部隊的弟兄利用放假自己來看病求助，家長、部隊都不知道，看完病後默默離去，雲深不知處…。第二種是在軍中已經撐不下去，部隊叫他自己來門診給醫官判定，醫官建議住院時，他覺得想把兵當完，卻又撐不下去，拭掉眼角殘餘的淚珠，孤單的身影，淒涼的消失在診間…。第三種是弟兄第一次來醫院看診後，醫師開了約診單，也註明希望部隊長官、家屬在下次看診時共同前來討論，但病人不知為何原因沒來。等到自殺後，發現個案曾經看過一次精神科門診，只是後來沒有再繼續回門診追蹤。第四種是少數長官帶弟兄看完病後，對於治療疾病有自己的想法，認為吃藥沒用，也不認為弟兄須服藥，等到弟兄進展到自我傷害時，才送回急診。

　　「一問，二應，三轉介」，不是背誦的口號；是一個簡單但需落實的自殺防治守門工作。在初診時，有些弟兄是別連的班長帶來，該班長一次帶好幾個，對他的狀況完全不了解，沒攜帶任何約談紀錄，也無法分身進診間與醫師會談。仔細詢問起來才知道，個案過去有憂鬱症服藥，也有曾經自殺過。打電話到部隊，發現長官也不知道（沒有問到核心），弟兄也抱怨長官根本不理他（沒有回應到弟兄的需求）。另一種是當醫生約下次門診時，部隊幹部跟醫生表達說，他根本就是在裝病，可不可以不要再讓他回診（關掉積極轉介的門）。

　　一問：是主動的關懷與積極傾聽，包含自殺高風險群的辨

識、自殺意念與精神症狀的評估。二應：是適當的支持與回應，當自殺意圖的風險已明確，守門人應積極延續生命的動力，減少當事人被遺棄感覺。三轉介是資源的轉介與持續的關懷，當心情溫度計指數高或出現精神疾病症狀時，守門人不再只是被動的處理自殺，應積極的主動協助轉介處理。

「上醫醫未病，中醫醫將病，下醫醫已病」，自殺防治的3P概念：Promotion of Health（健康促進），Prevention of Disease（預防疾病），Provision of Care（醫療照護）。在一級防護的健康促進，應從正向心理學的健康促進生命教育開始[17]。馬士洛需求層次理論，從1.生理需求（給弟兄充足的睡眠與健康照護的基本需求）、2.安全需求（身心安全感的需求，看到學長沒有壓力）、3.歸屬的需求（有人關懷，對部隊有歸屬感）、4.自尊的需求（能力的肯定、事實的獎勵）、5.自我實現的需求（自發性地為自己的理想去努力）。如果弟兄在軍中能進展到第三層以上，在一個快樂又有歸屬感單位生活，就不容易有負面的想法。

在二級防護的預防疾病上，前國防部長李天羽提出，觀察官兵異常現象的五句聯：「吃飯看飯量、收信看臉色、電話看表情、睡覺看動靜、出操看體力。」如果官兵在「用餐、收信、電話、睡覺、出操」這五大行為動態上有異常狀況，通常就得列為中高風險注意對象，給予適時的輔導與關懷，而且還又持續追蹤，不要等悲劇發生，才來說遺憾。

在三級防護的疾病治療上，當自我傷害事件已經發生，不是送到醫院辦停役就結案，應從事件中學到經驗，防範當事者再度自我傷害，也防範新自傷事件的發生。弟兄手機貼個小貼紙，0800395995（0800想救我救救我），國軍24小時的自殺防治專線，永遠守護你；及國軍24小時安心專線0800536180（0800我想樂意幫你）。。

---

[17] 張君威（2011），社區心理健康促進。台灣健康促進暨衛生教育學會出版。

案例一

阿明在中山室情緒激動，哭泣後，以頭撞牆；經心輔官轉介到國軍醫院精神科住院休養。

案例二

某弟兄來門診求助，希望辦理住院，聽到醫院床為客滿，領完一周用藥後在診間外將藥物全部吞下，希望不要回部隊。

案例三

弟兄在汽車旅館割腕並燒炭，來電向同袍道別，同袍一方面跟他講話，一方面請警方循線定位破門而入，挽救弟兄一條命。

案例四

簽完志願役後，部隊參加比賽，每天要求體測？覺得自己為什麼沒有辦法像別人一樣，堅持到底通過體測。想被火車或捷運撞，又怕對社會及家人帶來麻煩，一直失眠、憂鬱，輔導長看不下去，把他送到醫院來。

案例五

一場輔導長心理衛生教育講座結束後，資深營輔導長語重心長的發言：近年來因照顧精神疾病弟兄已經折損了好幾個輔導長。希望軍醫能將不合適的弟兄篩選出來，不要讓他們進入軍中。對於符合停除役弟兄，醫院能加速停除役流程，減少軍中照顧的壓力。

軍人自殺的危險因子

據美國國防部統計，美軍自殺人數遠超過阿富汗作戰的傷亡人數，數以萬計從伊拉克和阿富汗回國的軍人被診斷出創傷性腦傷（TBI[18]）等精神疾病。經歷戰爭、創傷後壓力、濫用處方藥物與個人財務問題為自殺的主要原因。

做人難，當兵最難的也是人際關係。以人際間心理理論[19]（Interpsrsonal Psychological Theory）來評估自殺風險的研究指出，孩童期行為偏差、較差的學業表現、曾暴露於家庭暴力或可能危及生命安全的事件中，都是導致日後高自殺傾向的危險因子。這些人也有較高的受挫歸屬感、感覺較易成為他人負擔及對死亡較不害怕的特質。

此外，當就醫弟兄填寫五題自填簡式健康量表（BSRS-5）總分大於10分或及自殺附加題大於1分，就符合自殺通報的高危險群[20]。部隊也會收到醫院的相關通知，部隊需密切管制個案，協助就醫。

精神疾病勾稽作業（選兵醫學）

國防部為預防官士兵出現心理疾病致傷亡案件肇生及預防嚴重心理疾病軍人影響部隊正常運作，降低對國軍戰力之危害，在義務役部分，自102年起衛福部「精神照護資訊管理系統」與內

---

[18] 創傷性腦傷（TBI, Traumatic Brain Injury）：腦部創傷後，造成神經精神系統的後遺症；容易導致情緒、認知及人格的變化。詳見楊聰財（2003）編譯，浴火重生——身心壓力戰爭精神醫學，黎明文化。

[19] 黃凱呈、曾冬勝（2015）。人際間心理理論於台灣自殺傾向軍人的初步運用。台灣精神醫學；29：163-71。

[20] 馬靖超、戴月明（2014）。以五題簡式健康量表（BSRS-5）篩選分數來評估新兵自殺的危險性。台灣精神醫學；28：109-20。

政部18至36歲未役役男資料勾稽比對，比對後提供縣市政府徵兵體檢之查考，俾篩檢並排除徵兵前已罹患精神疾病人員進入軍中服役。

　　志願役招生方面，為積極防範具精神疾患病史人員入營服役，自103年起業針對報考國軍志願役班隊考生，主動函請衛福部健保署辦理精神疾病勾稽作業，剔除精神疾病患者，減少渠等進入軍中服役，確維部隊純淨與人員安全。在招生簡章上規定：曾因精神官能症、精神病、嚴重型憂鬱症、器質性腦徵候群、口吃或啞、性格異常、性心理異常、自閉症、杜瑞氏症、神經性厭食症或暴食症、智能偏低等病症經診斷確定者。或經衛生福利部中央健康保險署進行精神疾病病史勾稽比對符合前述疾病者，判定為不合格或撤銷其錄取資格。

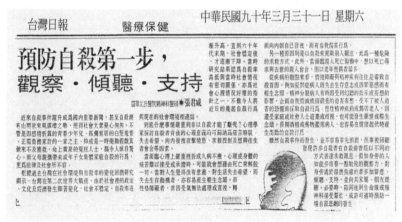

人人都是自殺防治守門人

第五章　精神疾病與停除役

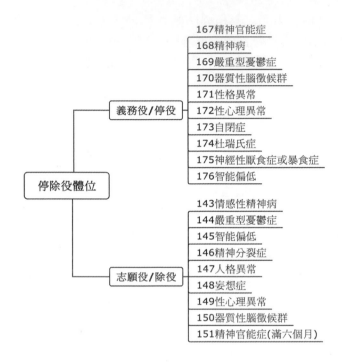

停除役體位

義務役/停役
- 167精神官能症
- 168精神病
- 169嚴重型憂鬱症
- 170器質性腦徵候群
- 171性格異常
- 172性心理異常
- 173自閉症
- 174杜瑞氏症
- 175神經性厭食症或暴食症
- 176智能偏低

志願役/除役
- 143情感性精神病
- 144嚴重型憂鬱症
- 145智能偏低
- 146精神分裂症
- 147人格異常
- 148妄想症
- 149性心理異常
- 150器質性腦徵候群
- 151精神官能症(滿六個月)

案例一

班長帶弟兄到精神科看初診，剛入診間，部隊輔導長就打手機來要他問醫生可不可以住院辦停役。

案例二

一個阿兵哥說，當兵太操了，只要住院能辦停役，我可以忍耐不抽菸、不用手機。

案例三

一個住院弟兄說，雖然現在當兵只要四個月，但我一天都當不下去，我想辦停役。

案例四

志願役二兵家中變故，心情低落，無心軍旅。住院療養期間，主治醫師表示目前還在評估階段，尚不符合除役標準，也無法進入醫評會程序。部隊頻頻來電，謊稱部隊長急需診斷證明，做為內部管理憑證。醫師開立：「非典型鬱症」。過兩天，連長立即以此診斷證明偷跑發文，要求辦理除役。卻被指揮部人事官以除役條文不涵蓋此疾病退件。部隊回來質問醫生是不是寫錯了，醫生說，診斷是動態變化的，還不符合停除役標準時，診斷證明只是證明目前的狀況。當部隊很堅持的急著要證明時，有經驗的主治醫師就知道部隊意圖了…。診斷確立攸關兵役公平，有一定的標準流程，涵蓋部隊佐證、家屬資訊、醫師、護理師、心理師、社工師、職能治療師整體的評估討論，醫師做最後總評；若有資料沒有完成或團隊共識對診斷有意見或質疑時，則繼續評估治療，以求勿枉勿縱。

國軍因病停除役，精神疾病居首

根據三軍總醫院的分析，國軍因病辦理停除役的前十大科別為：精神科、骨科、神經外科、胸腔內科…。其中居首的精神疾病，約佔25.8%，每四人停除役的弟兄，就有一位是因精神疾病離開軍中[21]。近幾年來，精神疾病早已躍升為軍人因病停除役疾

---

[21]　國軍因病停役 精神疾病居首，蘋果日報，引述三軍總醫院精神部夏一新博士等人研究。2004 年 11 月 25 日。

病的第一名。

國軍台中總醫院於2009年分析國軍官士兵精神科診斷停除役比率[22]，嚴重型憂鬱症（56.4%）、智能偏低（18.7%）、性格異常（13.7%）、精神官能症（7.1%），這四個診斷已達精神科停役人數的95.9%。

研究亦指出：1. 家庭結構不良，2. 入伍前有自我傷害、及3. 酒精藥物濫用者，皆是入伍後因發生精神疾病而停役的高危險因子。

國外軍人因精神疾病除役狀況

創傷心理學（Psychotraumatology）探討戰場壓力產生的精神問題，如戰爭神經症（War neurosis）、砲彈休克症（Shell shock）、士兵心症（Solider's heart）、越戰徵候群（Vietnam syndrome）等。

戰場應激反應（Combat Stress Reaction，CSR），指軍人暴露於強烈壓力下，當刺激超過心理負荷的臨界點時，造成精神崩潰的現象。此時士兵會暫時失去戰力，復原情況不佳，則提早退役，離開軍中。

朝鮮戰爭（1950-1953）與越戰（1955-1975）中，美軍因精神疾病退役人數佔總數的10%，第一次世界大戰（1914-1918）與第二次世界大戰（1930-1945）期間，美軍因精神疾病退役人數分別佔總數的25%及33%。

美國南北戰爭（1861-1865）期間，有3%白人因嚴重思鄉病無法執行軍事任務，最後以違反軍紀判刑。法國、俄國都曾在戰爭時，建立一所醫院，收容懷疑因精神障礙導致逃兵、違紀、犯罪等行為的士兵，並協助其離開軍中。

---

[22] 帥華安（2009），國軍士官兵精神疾病停役之探討；亞洲大學健康管理研究所碩士論文。

案例一

　　某志願役士兵住院中，已開完醫評會確定除役，但因住院日數太久；醫院希望先回部隊等除役日期生效。但長官不同意，擔心他回部隊後會分享除役心得給別人，導致其他弟兄模仿；又把他轉到另外一個醫院，因為單位已經出現好幾個了。

案例二

　　民間醫院給的診斷證明，為何不能直接辦停役？

案例三

　　如果我在精神科辦停役，會不會被寫因精神病停役？（停役令大部分寫因病停役，但也看過被寫嚴重型憂鬱症）

精神疾病停除役標準逐年放寬

　　早期「嚴重型憂鬱症」需住院滿半年治療無效，才能辦理停役；許多弟兄回不了部隊，調療為國軍北投醫院學員。當時「精神官能症」如果在當兵前沒有在其他醫院長期就醫且有完整病歷，更難以此診斷辦理停役。當時許多住院病人，都被診斷為適應障礙症，經短期住院後，送回部隊繼續當兵。

　　隨著時代的演變，海空軍三年役期變成兩年，最後變成一年，83年次以後出生的役男役期變成四個月。在重視軍中人權的時代，軍人自我傷害的社會事件，常成為媒體關注的焦點[23]，部隊主官也必須立即對社會大眾說明原因[24]。

---

[23]　海陸壓力大，2兵2天相繼自殺。中國時報，2014年7月10日。
[24]　斗煥坪新兵自殺，軍方說明。中央社，2014年4月13日。

軍隊是一個高度壓力的環境，以戰備整訓為主；自我傷害或
罹患精神疾病的弟兄，常讓部隊無所適從。近年來，有關軍人精
神疾病停除役的法令逐漸寬鬆；精神官能症的義務役官兵，只要
診斷確定，且合併顯著社會功能障礙，即可立即辦理停役，因精
神官能症辦理停除役離開軍中的比例已逐漸攀升。

內政部役政署統計，民國89年因精神疾病判定免役體位有1
人，至民國99年成長至1784人[25]。三總北投分院2015年統計，義
務役官兵，每年因精神疾病驗退約250人，停役約500人；志願役
官士兵除役約200人。因應少子化，義務役役期逐漸減短，國軍
邁向全面募兵的階段，志願役軍士官因精神疾病除役人數逐年上
升，值得注意。

精神疾病明快處理

精神疾病種類繁多，部隊主官、輔導長、醫官在有限的時
間，對於精神疾病認識與輔導知能課程的研習，應以「智能偏
低」、「嚴重型憂鬱症」、「精神官能症」與「性格異常」等四
項精神疾病的介紹為優先。特別是以學習障礙為特徵的「智能偏
低」應該在新兵訓練階段，從學習反應落後篩檢出來；不要等到
下部隊，甚至分發到艦艇或外島等艱困單位，才送到醫院，辦理
的手續更加複雜。

精神疾病，難以判別。長官發覺弟兄出現停除役動機，有不
同的態度。有些單位順勢將弟兄往下個單位撥交；新單位還沒見
到人，就要開始善後；特別是轉送外島服役的弟兄，處理起來更
為棘手。有些單位，無論真假，立即送醫，交由專業判斷，有問
題按程序辦理，沒問題則立即歸建操課。

有些單位長官，認為弟兄只是短暫適應問題，不讓他請假求

---

[25] 監察院糾正內政部役政署有關國軍精神疾病案文 101000037。

醫，直到弟兄被醫院收治後，逾假未歸，才措手不及…。有些長官則擔心弟兄住院後會造成連鎖效應，整個單位像得瘟疫一樣，一個接著一個住院，影響到整體戰力。但若稍一不慎；弟兄出現不預期的自殺事件，往往連坐處分，導致多人申誡記過…。

　　沒有人希望弟兄出現精神疾病，但事情發生時，要面對問題。無論弟兄是因病停除役或是退伍，至少要讓弟兄平安的離開軍中，交還家屬。長官在軍旅生涯中，沒有因士兵不測遺憾，最後安全下庄，光榮退伍，應該是最高指導原則…。

停役問題討論

　　在精神科門診中，部隊與病人常問到有關停役的問題？以下是最常遇到的問題：

　　二尖瓣脫垂可不可以辦理停役？

　　我在船上會暈船，可不可以辦理停役？

　　換氣過度症候群可不可以辦理停役？

　　自我傷害可不可以辦停役？

　　吸毒可不可以停役？

　　適應障礙可不可以停役？

　　我是同性戀可不可以停役？

　　住院是不是就可以辦停役？

　　我有一張診所的診斷證明，為什麼還不能停役？

　　智能不足可不可以不辦停役，在軍中當完兵拿退伍令？

　　停役是醫官辦的，還是部隊在辦？

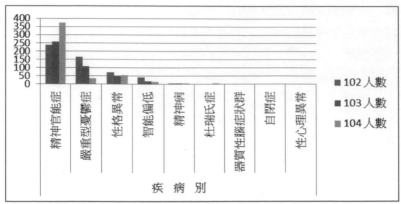

2013-2015三總北投分院停役概況（義務役）
精神官能症逐漸成長，嚴重型憂鬱症、智能偏低逐漸降低
可能在下部隊前就被篩檢出來驗退了

第六章　什麼是精神疾病

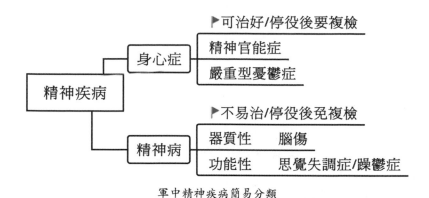

軍中精神疾病簡易分類

案例一

　　家長接獲通知孩子因軍中適應不良，被部隊送到精神病院。家長到醫院一看，擔心孩子住院會被其他病人傳染得更嚴重，急著想幫孩子辦出院。

案例二

　　家長跟部隊說，我的孩子當兵前都正常？你現在卻告訴我，他得精神疾病？我的孩子又沒瘋，怎麼被送到精神病院？

案例三

　　阿兵哥的父母跟護理站說，我的孩子是心理問題，不是精神疾病，叫醫生不要開藥給他吃。

案例四

家長跟立委服務處說，我的孩子高高興興去當兵。第二天班長發一個量表讓我小孩填，填完就被送去精神病院住院了。

案例五

醫官，可不可以告訴我；什麼是精神官能症？我們實在聽不懂？

神經病不是精神病

「神經病」和「精神病」在民間語言表達同一個意思。但在醫學上是不同系統的疾病。神經病是神經系統的疾病：包含中樞神經系統和周圍神經系統。神經科（神經內科）醫師主要醫治腦炎、腦溢血、癲癇等。病人主要的症狀有：頭痛、頭暈、震顫、癱瘓、半身不遂、肢體麻木、中風、肌肉萎縮、無力等。神經系統的疾病比較像內科疾病，也些醫院收治在一般內科病房。

精神病是精神系統的疾病。主要是與多巴胺、血清胺素等生化物質有關。精神科醫師主要醫治精神分裂症（思覺思調症）、躁鬱症、憂鬱症、焦慮症、過動症、自閉症等。病人主要的症狀有妄想、幻覺、自言自語、比手畫腳、暴力、情緒起伏、恐慌、憂鬱、焦慮、自殘、自殺等。國軍醫院精神科病房常獨立於其他科別外，重症病房常是封閉鐵門深鎖，另外有收治數百人的專屬精神科醫院（三軍總醫院北投分院）。

何謂精神疾病

　　根據精神衛生法[26]的定義，「精神疾病」：指思考、情緒、知覺、認知、行為等精神狀態表現異常，致其適應生活之功能發生障礙，需給予醫療及照顧之疾病；其範圍包括精神病、精神官能症、酒癮、藥癮及其他經中央主管機關認定之精神疾病，但不包括反社會人格違常者。

　　精神病（或稱精神疾病、心理疾病），主要是在行為及心理活動出現混亂的精神系統疾病。

精神病與精神疾病

　　精神疾病（Mental illness）可簡單的分為病態的「精神病」與心理衝突的「精神官能症」。

　　精神病（Psychosis），又分為器質性精神病與功能性精神病。器質性精神病主因為身體疾病或生理異常導致的精神病。如腦組織受到外在因素，如藥物、身體狀況或腦傷所引起的腦部功能障礙精神病。如譫妄、藥物性精神病（毒品）、酒精性精神病、身體疾病導致的精神病（神經性梅毒、糖尿病、甲狀腺功能失常等）。功能性精神病主因為非身體疾病或生理異常導致的精神病。

　　精神病的症狀有情緒不穩、衝動易怒（Affect，情感），自言自語、挑釁、攻擊（Behavior，行為），妄想、幻聽（Cognition，認知）等症狀；甚至對人時事地物分辨不清，並有記憶障礙。

---

[26] 精神衛生法最新版修正頒佈於 96 年 7 月 4 日，所有有關精神衛生相關名詞的定義、診斷、住院、治療都須在本法規範下執行。

　　精神官能症（Neurosis），屬於輕型精神疾病，精神壓力破壞了心理的健康，導致身心崩潰，症狀以焦慮、憂鬱為主。與精神病最大不同的是，精神官能症患者對於人時事地物的意識清楚，也可以說是「心的感冒」。精神分析學派認為精神官能症是心靈不平衡的反映，其目的可能是具有目的性及補償作用，目前國軍求助弟兄50%以上屬於此類。

案例一

　　他小時候有亞斯柏格症，在部隊很無厘頭，可以辦停役嗎？

案例二

　　媽媽說，我小孩有妥瑞氏症；他只是做鬼臉；我要給他當兵。新訓中心心輔官說，我們如果沒把他驗退；讓他下部隊後，萬一出狀況，我們會被檢討。

案例三

　　部隊弟兄到精神科或身心科看門診或住院，是不是等同於精神病？是不是很嚴重？

案例四

　　醫官，我是同性戀，我是妹妹。我在部隊待不下去，部隊送我來住院，可是同性戀可以辦停役嗎？

精神疾病知多少

　　衛福部統計：2015年內在健保被註記精神科相關診斷（代碼290~319，290失智症、291酒精性精神病、292毒品導致的精神

病、293譫妄、294器質性腦徵候群、295精神分裂症、296躁鬱
症、297妄想症、298精神病、299兒童精神病、300精神官能症、
301人格違常、302性別認同障礙、303酒癮、304安非他命成癮、
305藥物濫用、306身心症、307妥瑞氏症、308急性壓力反應、
309環境適應障礙、310腦震盪後徵候群、311憂鬱性疾患、312縱
火狂、313兒童情緒障礙、314過動症、315閱讀障礙、316其他特
定精神疾病、317輕度智能不足、318中度智能不足、319嚴重度
未註明之智能不足），有233萬人，佔總人口的10%。其中精神
官能症有132萬人，精神病有34萬人。

　　越現代化國家，精神醫療越受重視。在美加等國，精神科醫
師人次僅次於內外婦兒，躍居第五大科。越開發國家，對精神醫
療越重視。筆者十多年前在加拿大進修，無論是年度醫療費用佔
總預算比例或是精神科佔總醫療比例都遠高於台灣[27]。台灣過去
街頭巷尾少見的身心科診所，目前如雨後春筍般的成長，表示現
代人對精神醫療需求增加，也比較不諱疾忌醫。

　　台灣自殺防治中心統計2014年約有3500多人自殺身亡。而自
殺又常與精神疾病有關，其實每個人在一輩子中，難免都有壓
力、低潮、需要人適時協助的時候。越來越多機關、學校、企
業、球隊都有心理衛生人員或特約精神科醫師的相關編制，也
會固定辦理心靈成長的課程。

　　國防部在軍中有不少的心理衛生中心與心輔人員，軍醫院也
有24小時自殺防治中心編制，很多企業都專屬的有心理師編制，
每年舉辦心理衛生講座，強化精神疾病的相關認知教育。

精神病會不會好

　　精神疾病由生物性（遺傳基因與神經傳導物質功能）、心理

---

[27]　張君威（2005）精神醫療的美麗境界，大溫哥華健康照護模式。秀威出版社。

性（壓力的認知與因應方式）、與社會性（環境壓力與人際壓力）等多重原因影響。如果受照護者漸漸增加對治療團隊（醫師、心理師、社工師、職能治療師、護理師）等的信任與溝通；在充分協調與合作的關係上，採取多重的治療策略，減少病患症狀的嚴重度與發作次數，相信可達到相對良好的預後（疾病未來長期結果），創造病患與家屬更好的生活品質。

預後好的因素	預後不好的因素
晚發作	早發作
急性發作	緩慢發作
病前有良好的社會功能	病前社會功能不佳
有工作史	無工作史
已婚	單身、離婚、喪偶
支持系統佳	支持系統差
症狀輕	多次復發
沒有嚴重精神症狀	有攻擊史
沒有人格障礙	酒精或其他物質濫用

影響精神疾病治療效果的因素

第七章　精神疾病的病因

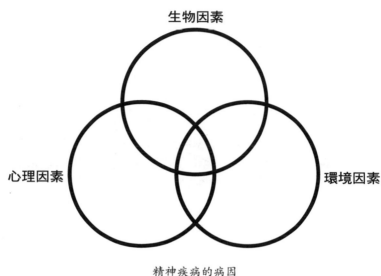

精神疾病的病因

案例一

　　醫生，你給我兒子的診斷證明；上面寫著焦慮、憂鬱、失眠、食慾減低；跟我老婆在國泰醫院的症狀都一樣，這種病是不是會遺傳？

案例二

我兒子有一個舅舅，過去在當兵時，得到精神分裂症，後來自殺了；現在我怕他以後也會走這條路？請你救救我的孩子？

案例三

醫生，雖然我已停役生效在家，但是我覺得我的藥不能減，我沒有辦法出去工作，心情還是很憂鬱。

案例四

醫師、部隊長、家屬三方會談：我當年送孩子到軍校，他畢業後任官表現也不錯。現在他得了憂鬱症住院，將軍想給放長假，希望他回心轉意。我很感謝部隊的照顧。我自己也是憂鬱症患者，過去自殺過幾次，我想這是遺傳。現在我只想保住孩子，希望醫院趕快讓他辦除役，我簽名同意…。

案例五

我的小孩從小就缺乏自信，部隊送他去幹訓班，回來當班長叫不動下面，自我要求又高，想不開就從樓上跳下去。

案例六

某弟兄一抽到海軍就開始做噩夢，新訓結束一上船，驚慌失措、全身顫抖。

案例七

那些學長，就只會動一張嘴；我們這些義務役菜鳥，每天都被操，我壓力真的很大，再也不想回部隊。

案例八

我的孩子是獨生子，當兵前是宅男；在軍中人際關係不佳，常被排擠，就去撞牆；雖然我不希望他停役，但繼續待在軍中，也不是辦法。

精神疾病的病因

Mental disorder在華人可翻譯成「精神疾病」或「心理疾病」，但以精神疾病來解釋，對於病因與治療，有更完整的概念。精神疾病是生物、心理、社會三大因素交互作用的結果，生物因素為患者自身的生理遺傳、神經生化因素。心理因素為自我對外在事件的認知與抗壓能力。社會因素為家庭、社會的支持功能。此三因素交互作用，造成行為、心理及神經系統混亂，導致精神疾病。

上述案例一、二、三、四與遺傳或生物因素有關；案例五、六主要與心理狀態有關；案例七、八則與環境有關。

火不會突然燒起來（乾草、火柴、溫度）

有學者把精神疾病發作比喻為乾草（體質）、火柴（情緒）、溫度（環境）；乾草何時火會燃燒，要看有沒有火柴及燃點。家族有精神疾病，孩子在家暴或破碎家庭成長，遇到挫折慣用的處理方式；到軍隊系統，聽到班長大聲吼叫。十幾年來的陰影壓抑，崩潰而出；出現攻擊或自我傷害的外顯行為。

日劇半澤直樹[28]第一集，同梯最優秀的近藤先生，工作努

---

[28] 2013年日本TBS電視連續劇，改編自池井戶潤「我們是泡沫入行組」小說，以劇中主角半澤直樹（堺雅人）做為劇名，描寫泡沫時期入行的銀行員半澤直樹與銀行內外敵人戰鬥的故事。

力，晉陞最快；最後遇到瓶頸，在上司一陣叫罵後，崩潰送醫，診斷為急性精神分裂…。

故事有時不見得很快找出原因，但經由時間、治療；慢慢抽絲剝繭，不難找出一些誘發因子。

精神疾病是腦部出問題（生物因素）

精神疾病是腦科學，是「大腦」出現了問題，是「生理」的問題，也是「心理」的問題。所以看「腦科」、「身心科」、「精神科」都是同一件事。大腦是掌管人類精神系統的器官，包含認知、情緒等中樞，腦部功能不穩定時，就會產生精神問題。

無論在影像學、生物化學，都已經有強烈的證據顯示精神症狀與生物因素的相關性。如血中鋰鹽的濃度與躁症病人情緒的穩定程度有關，失智症狀也可在腦部電腦斷層影像尋找出相關性。雖然這些疾病早已在國際醫學期刊中獲得證實與肯定，很可惜的，還是有很多人不認同這些；習慣以民俗療法或完全以心理因素來解釋，也是目前衛生教育的重點。

心理壓力也會導致精神疾病

崩潰常導因於壓死駱駝的最後一根稻草[29]。一個心輔官花自己錢幫弟兄買高鐵票，北上到醫院看病，醫院沒空床，自掏腰包帶弟兄住英雄館，每日追蹤醫院床位，不達成上級任務，誓不回營區。沒多久，因弟兄的一個自我傷害案件，被長官責罵後，他得了憂鬱症，住院辦除役。

---

[29] It's the last straw that breaks the camel's back. 十九世紀阿拉伯故事，敘述駱駝背上不斷被添加重負，最後使牠崩倒的，卻是一根微不足道的稻草。

慢性疲勞，常是身心疾病的前兆。每天、每周、每月，要停下步伐；自我檢視，是不是在過像狗一樣的日子；負面情緒是否有宣洩的出口。別讓自己不開心，人生不就是一個過程[30]。

精神疾病與環境因素

一個海軍專業在船上搖了兩年，雖不怎麼快樂，但薪水高；船靠港放假多。調回陸地單位歷練，每天業務做到十點也做不完。不到一個月，精神恍惚，出現自殺意念，送到醫院診斷為嚴重型憂鬱症，家屬都無法接受。

曾經有個衛生署長說：「單身容易得精神疾病[31]」，雖然引起一陣社會的撻伐，但就科學統計學而言，並沒有錯。研究也顯示單身者的壽命及自覺健康狀況都比非單身者低。保險公司對單身者的保費，也收比較高。當兵的時候，家人、女友是重要的支持系統與保護因子。

導致精神疾病的3P模式

前置因素（Predisposition fractor）：容易焦慮、憂鬱的個人特質（如父母親本身有憂鬱或自殺）或不完整的成長背景（隔代教養、單親、家暴創傷、輟學、吸毒），在一個不穩定的心理環境中長大。

誘發因素（Precipitatiing factor）：導致焦慮或憂鬱的發生事件，如當兵被斥責、無法完成長官交付的任務或女友兵變分手。

持續因素（Prepetuating factor）：讓焦慮或憂鬱長時間維持

---

[30] 十歲看智力，二十歲看學歷，三十歲看能力，四十歲看經歷，五十歲看財力，六十歲看體力，七十歲看病歷，八十歲看黃曆。

[31] 單身易得精神病？陳亭妃嗆楊志良：找人讓我嫁啊！聯合報，2010 年 4 月 8 日。

下去的因素，如父母親罹癌，擔心家中經濟因素，在軍中被同儕排擠、長期演習或無法適應出海航行。

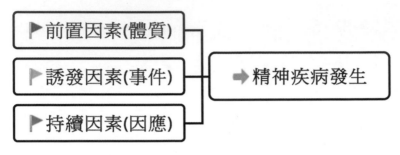

導致精神疾病的三個因素

第八章　精神疾病與宗教

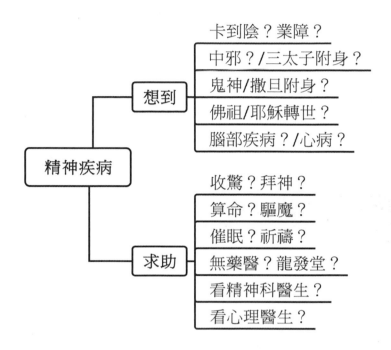

案例一

　　醫生，我孩子是「三太子」[32]附身；他以前跳「八家將」[33]；我們帶去太子宮處理就可以；不用到醫院。

---

[32]　哪吒；原為佛教的大力護法神，道教亦供奉為三太子、太子爺、中壇元帥。三太子腳踩風火輪，意味通行無阻；加上有斬除妖魔的神力，在民間信仰特別受運輸界及警界愛戴。信眾認為把孩子過給三太子當義子，可保佑孩子在成長過程中一路平安順遂。

[33]　八家將原為五福王爺（瘟神）的部屬，負責驅邪捉鬼陰間神祇，護衛主神，為王爺、媽祖等廟會的開路先鋒，演變為台灣的民俗活動，陣頭之一。主要成員有

案例二

阿兵哥的爸爸說，他當兵前在大眾廟扮「官將首」[34]；他體質跟別人不同，我們用自己的方式處理就好，讓他回部隊吧！

案例三

阿成住院後，部隊看護陪他到廟裡收驚後；他覺得手心都熱起來，人也比較舒服。師父要他下週再去；我們已經幫他掛號，如果醫院不能讓他請假；我們把他的衣服帶去，弄完再拿回來給他穿也可以。

案例四

護理師說第八床的媽媽帶來一罐符水。希望醫生讓他每天喝一口？

案例五

我自幼有陰陽眼，特別是中元普渡的時候；會看到很多親戚回來。有時我也會聽到他們在說話，他們還會關我的電腦，有時我會生氣拍桌子叫他們滾開…。像我隔壁鄰居那個人，我看他面相，就可以預測他不久就會死；但天機不可洩漏…。醫生你相不相信，世界上有魔神仔…，可不可以幫我開一張證明，我不想當兵…。

甘、柳、范、謝「四將」與春、夏、秋、冬「四季神」；加起來合稱「八將」。
[34] 大眾廟地藏王菩薩護法，增將軍兩位（紅面獠牙），損將軍一位（青面獠牙）。

醫病先醫心——尊重但不迷信

在對病人沒有危險或傷害的情況下，同理家屬心情；才可能有下一步接受治療的可能。有些寺廟主持發現無法以宗教儀式來治療的精神病人，也會轉介到醫院精神科來就醫，此時更有說服力。

過去有醫師告訴病人，你要拜拜，就不要來找我？病人果然就不來了。同理心是治療第一步，我們應該先同理個案對民俗療法的想法。讓病人願意繼續來接受治療，雖然你知道病人最後是因為吃了藥才好的，但你一開始不讓他去民俗療法，他就不會吃你的藥；最後還是不會好。治療要創造雙贏，現在有很多廟公發現他處理不來的精神病患，也會轉介到醫院，說東方有貴人，指引他來找你，大家心照不宣。

有一年，我被邀請去參加宗教界辦的年度研討會，主講「宗教與精神醫學」後，很多師父就介紹病人來看診或住院，他們現在還在修行…。

龍發堂

2004年筆者奉派至加拿大溫哥華進修社區精神醫療時，國際學者對華人精神醫療最感興趣的問題就是台灣的龍發堂與中國的法輪功，兩者似乎都與宗教有關。

1970年釋開豐（李焜泰1931-2004）法師，於高雄路竹搭建「龍發堂」收容精神病患，透過佛經講解穩定病況；帶領精神病患打拳、養豬、種菜、讀經等。「一間茅屋，一條感情鍊，情繫一個人。」在高雄打造出民俗治療的「龍發堂傳奇」。

龍發堂的病人不服藥，師父藉由宗教撫慰心靈及讓病人從工作尋求寄託，獲得滿足。龍發堂的大樂隊與宋江陣亦多次出國旅

遊演出；主持釋開豐也曾應邀參與國際精神醫學研討會發表其宗教民俗療法。龍發堂傳奇屢屢成為國際關注焦點，也吸引中國學者前來取經，意圖推廣複製。

後來，曾獲得美國「年度雜誌攝影家獎」的台灣美籍攝影師張乾琦大展-鍊（The Chain），報導台灣龍發堂以鐵鍊（感情鍊）鎖著兩位精神病患的照片，引起台灣政府強烈重視，並要求解散龍發堂。

案例一

新訓弟兄受訓時，一直無法集中精神；自述在營區會看到鬼影，清醒時也會聽到一些別人聽不到的東西，但一周後就消失了，否認有物質濫用；自己覺得是被下降頭[35]。

案例二

志願役二兵的爸爸說，我孩子自幼有特異體質。他在部隊看到很多別人看不到的鬼魂；我七月已經到中部一個專門的宮廟，暫時把他的靈異體質封起來。上個連長都知道，新連長不信這個，硬要把他送來住院？我知道你們精神科一定會說他是「幻視」，然後診斷他為「精神病」。

他剩一年就退伍了，現在他住在醫院，什麼事都沒發生，我幾乎每天都要來，沒有辦法作生意，可不可以讓他趕快出院…。

---

[35] 『降頭』二字是泰語發音（Gong-Tou），『降』指的是種種施行的法術或蠱術；『頭』指的是受術的個體或是標的物，『降頭』翻譯成中文即是向某人或某特定標的物施行法術的意思。施術過程涵括了種種的聯繫（例如受術人的生辰八字或是毛髮指甲等），降頭術的本質即是運用特製的蠱蟲或蠱藥做引子，使人無意間服下，對人體產生特殊藥性或毒性，從而達到害人或者控制人的目的；或者運用靈界的力量如鬼魂，通過對被施法者的八字姓名及相關物品而構建信息，進而「模擬個體」，最後達到制伏或者殺害被施法者的目的。

案例三

　　精神科診間：醫官，我覺得我的小孩沒有病，應該是卡到陰[36]，碰到不乾淨的東西，才會這樣。你可不可以跟輔導長說一下，讓我帶他回家裡附近那間廟收驚[37]。

　　輔導長回答：不行，這是迷信！

　　→家長非常生氣，想把小孩帶走！

　　醫生看苗頭不對說：好，你帶他去收驚，收驚完再回來住院，不要在病房燒符！要神也要醫！

　　→家長說：好，這個醫生是內行的！

案例四

　　張醫師，為什麼你的病人那麼多姓「釋」的？又有穿架裟的師父來找你了？

案例五

　　弟兄在部隊中突然起乩[38]，過一會兒又若無其事；要送他到醫院看病辦停役也不要，看有沒有精神病？

---

[36] 卡陰，宗教界的解釋是陰魂附在身上或是經常在身邊徘徊不去。原因有三，1前世或累世因果所帶來，如被前世情緣未了的異性遇上而附身；2無意間惹上的；3祖先陰魂騷擾。卡陰的症狀：1睡眠不好、多夢、體弱、易疲倦、精神渙散。2舉止反常、反應遲鈍、憂鬱傾向。

[37] 收驚，根據台灣大百科全書的描述，民間普信人會生病，乃魂魄失散所導致；所以需要收回魂魄才能病癒。收驚是台灣民俗醫療最常見的一種，有人對它深信不疑，有人斥為無稽。九二一大地震後，心理師被民眾接受度不高，中部道士每天收驚量約2～300人，大家寧可找收驚婆，不找心理師。收驚是建立在台灣文化的共識的民俗療法，是台灣人心理不安求助的第一個方法。（1999.10.12中國時報）

[38] 道教儀式中，神明附身稱為起乩。台灣常見的神明起乩有太子爺、濟公、王爺、關公、齊天大聖等。文乩以吟唱、口述方式幫信徒解惑、醫病；武乩以劍、刺球等寶器幫信徒驅煞除魔。

宗教與精神醫學

不可諱言的，無論東西方，早期精神醫學，就是宗教。民間對精神疾病，易 認同神怪理論（中邪、卡到陰、三太子附身、業障），以接受宗教治療（收驚、驅魔），病況嚴重無法處理時，則以監禁的方式處理[39]。根據內政部統計，台灣登記有案寺廟約12000座，教堂（會）約3300座；平均每萬人擁有的寺廟及教堂（會）為6.6座。

寺廟香火鼎盛，教堂冠蓋雲集，到西方國家教堂我們會看到告解室。捷克聖維特大教堂神父聖約翰，因皇后向他告解後，國王逼迫他說出皇后告解內容，聖約翰不從；而被拔掉舌頭丟入伏爾塔瓦河淹死，當晚有人看到天上掉落五顆星到河裡，將聖約翰帶往天上國度。查理士橋頭上五顆星聖約翰銅像，成為旅客朝聖景點。

宗教不需忌諱，也不需迷信。2011年三軍總醫院精神部、國軍北投醫院與政大宗教所、輔大宗教所、南華大學生死所在國科會人文研究中心的協助下，共同舉辦「宗教經驗與臨床療癒：人文、科學的百年相遇與對話」，邀集國內外學者（印度教、佛教、道教、基督教、伊斯蘭教等），從身心靈的關係出發，探討宗教傳統與身心療癒的可能意涵、精神醫學的靈性面向及受苦與跨領域的研究，提供相關領域在實踐上的參考。

---

[39] 傅柯（1961），瘋癲與文明，桂冠書局。探討 15 世紀「愚人船」思想與 17 世紀「大禁閉」，對精神病患施以不人道的監禁。

收驚 精神疾患求助第一步？

行天宮每日逾千人，外國精神醫師嘖嘖稱奇。有經驗廟公還會借助神明力量，以「往東方可解決問題」導引重病患就醫，精神科醫師認為結合民間信仰，透過儀式也可獲得心靈慰藉。

記者吳佩蓉、胡惠堤／報導

精神科醫師的何種待德統的收驚文化？國軍北投醫院精神科醫師長最近在美國夏威夷報發的世界身心醫學會中發表收驚文化，他意外行天宮每天上千人次收驚人源，令不少國外精神科醫師覺得新奇，對於是否有這麼多人需要收驚感到相當不可思議。

為了在世界身心醫學會中發表收驚這種另類治療法，張君曾多次至臺北行天宮蒐集資料。他指出，華人收驚文化是結合民間信仰，透過儀式化行為讓收驚者去除負面想法，心中得到慰藉；遇去每逢大災人禍，例如921大地震或颱風後，前往收驚的人往往特別多，顯示多數國人而言，求助於宗教的行為，對神明訴苦比去找精神科醫師容易得多。

張君曾指出，其實西方宗教也有類似的「驅魔」儀式，不過，因西方人拔腸心理治療，諸種觀念較早，甚至於跨有能力找心理醫師諮商或尋身分地位象徵，較不會有不名譽感現象；因此，當他在會中發表身體等夭災少有上千人次赴行天宮收驚時，外國精神科醫師對於這麼多人處於煩鬱、留安感的心理狀態，卻需要去廟中收驚，也不顧找精神科醫師的情形大感驚訝。

但常有宗教表明指示未來病的患者，也有人感受到卜後，神明指示「往東方500公尺過去」可解決身心問題，他們在自由出廟公接案轉介求助者。其實，道觀可能是首者、幻覺或行為偏差者，若可能是看相關背景的年輕人前去庭廟收驚工作，讓興趣「收驚師」即離魂之力，開始轉介病患到醫院就醫。

有鑑於的廟中收驚經常是精神疾患向外求助的第一步，除了臺北市社區心理衛生中心計畫派護專人員前往國內主要廟宇設置心，推廣這些心理受創者，倘若或認同、受過專業訓練的聯合收驚者、不失為精神醫學重要轉介管道。近年來，經濟不景氣，行天宮甚至接獲有碩士等以上，心理得相關背景的年輕人前去應徵之職工作，讓興趣「收驚師」照顧患者，但表示，求取可考慮將精神科醫指派駐鄰宇，藉收驚等初步診斷能更進一步由慰藉者，就近獲得醫療協助。

台北市社區衛生中心近任省中興認為，民眾會去收驚，背後一定有某些需求，由於收驚、黑命祈福與虔誠的民間文化，心中有困擾習慣先從這共管道尋求協助。事中興表示，如果收驚能與專業輔導合作，可達相輔相成的效果。

台北市區心理衛生中心去年初有構想，遮專業人員駐任國內主要廟宇設攤位，接觸孤苦無依者，不過由於SARS，這項計劃延宕至今。張君認為，收驚是很好低低的民間信仰，在民眾心中有問題時，如果能尋收驚服務能和心理輔導接軌，可給予初步的交換支持，他相對指出，可以往近可能罹病患祖福利部的構想。

2003年，作者有鑑於台灣收驚文化盛行，於美國夏威夷國際身心醫學會（ICPM, International Conference of Psychosomatic Medicine）發表台灣「收驚」文化研究，巧遇民生報海外記者採訪。

第九章　當兵與精神疾病

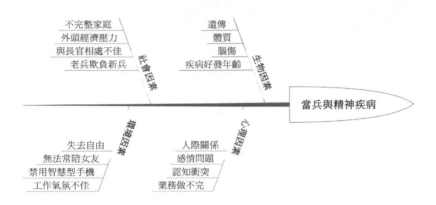

不完整家庭
外頭經濟壓力
與長官相處不佳
老兵欺負新兵
社會因素

遺傳
體質
腦傷
疾病好發年齡
生物因素

當兵與精神疾病

失去自由
無法常陪女友
禁用智慧型手機
工作氣氛不佳
環境因素

人際關係
感情問題
認知衝突
業務做不完
心理因素

案例一

我就是不想當兵，當兵簡直就在浪費時間；我叫部隊送我到精神科，看醫生可不可以開證明讓我辦驗退。

案例二

輔導長說，你是鍋爐兵，你不下船艙工作誰做；阿兵哥回答：叫志願役的做！輔導長帶他到精神科評估，說如果醫生判定你能符合停役，你就不要做！在一旁陪診的老兵，不吭一聲？過兩天，阿兵哥再度回診，眼神呆滯，央求住院。

案例三

住院的阿兵哥跟護理師說，都是你不讓我用手機；我女朋友劈腿了；你要負責！

案例四

家長在精神科急診室抱怨，我的小孩很節省；辛苦打工，一個月才賺一萬多；在部隊學長每天都叫他請喝飲料，他當兵當到瘋掉！

案例五

分發到海巡後，每天都在站哨，晚上下哨後，我根本睡不著；跟上面反應，隊長說人力不足，沒有辦法，最後我用頭去撞牆，就被送到醫院來住院。

當兵有三怕

當兵有三怕？怕失去自由，怕危險，怕兵變。隊職官如何見微知著，儘早發現弟兄身心問題，及時尋求醫療資源，讓弟兄平安離開軍中，順利將子弟交回家長手中，免生憾事。

當長官的，在軍旅生涯中，如何不因弟兄自我傷害或是憤怒傷人而被牽連記過，甚至被判刑，安全下莊的光榮退伍；是目前軍隊心理衛生最重要的課題。

當兵與精神疾病

人生的每一個階段，都可能是精神疾病的潛在危險時期。孩童時期的過動症、自閉症；青少年時期的品行疾患；青壯年期的

精神官能症、憂鬱症，老年期的失智症。（前置因素）

有人說當兵當到發瘋，並不全然公平。許多募兵制的國家，青年不需當兵，在20歲上下，依然會得到精神疾病。

從醫學理論分析，青年時期是精神疾病的高峰期，這是無法改變的生物因素。此時也是役男入伍當兵的時期，從學校或社會可以自我控制的環境，驟然被理光頭，進入以服從為天職的軍中，抗壓性不足，很快誘發憂鬱與焦慮。（持續因素）

若再遇到情人兵變或家庭變故等社會因素，常是導致役男崩潰，壓垮駱駝的最後一根稻草。（誘發因素）

軍隊心理衛生教育的重點，就在於預防及因應官兵突發的狀況。國軍各單位每年不斷的辦理精神疾病的認識、自殺防治課程與輔導知能的研習，其目的在於替官兵建立一個心靈金鐘罩，無論是義務役或志願役都能平安順利的退伍。對於因精神疾病無法繼續服役的弟兄，亦能及早連結軍醫院精神科的資源，迅速協助辦理停除役，避免憾事發生。

當兵前的心理建設（預防醫學）

「血濺車籠埔，淚灑關東橋，魂斷金六結，亡命成功嶺；官田休息站，快樂斗煥坪。」新兵還沒報到，就下出一身冷汗，真的是這樣子嗎？心有多大，世界就有多大。世界越快，心則慢；累了就倒，倒了就睡。每梯的狀況都不同，不要被自己和他人嚇死。

役齡男子服兵役是中華民國「兵役法」的規定，當兵也是歷史共業。認同當兵的人說：「當兵是男孩變成男人的過程」，早期入伍當兵，親友會幫他披著光榮入伍的彩帶，唱著我現在要出征[40]的歌曲，充滿戰鬥意志，也跟心愛的交代從軍的理由（當

---

[40] 我現在要出征歌詞：「我現在要出征，我現在要出征，有伊人要同行，唉有伊人要同行；你同行決不成。我現在要出征，我若是打不死，我總會回家來看你，倘

兵前的心理建設）。

　　社會多元，可容許不同的聲音。不認同當兵的人，認為世界許多國家都推行募兵制，也希望國家早日全面募兵。以往當兵，從陸軍兩年、海空軍三年，到現在只剩一年。而八十三年次以後出生的役男，目前只需服四個月的軍事訓練役。原本要進入全面募兵的時代，卻因兵源不足而暫緩；義務役與志願役官士兵對於軍旅生涯的認知期待與壓力適應，也有不同；衍生出來的心理衛生問題，也應有不同的處理方式。

案例一

　　我們船上那些老兵都不做事，就只會凹我們這些菜鳥；我寧可住院也不要回部隊！

案例二

　　我不要當兵，如果逼我在不喜歡的環境，我在裡面出什麼事，誰要負責？國家要負責嗎？

案例三

　　我在軍中受不了操練，每天就想去住院，班長一直說我吃不了苦，我就割腕了，我媽當然對軍中很不諒解。

案例四

　　軍中放假時，我會比較快樂；但只要在部隊，我就全身不對勁。家長質疑這是軍中的問題還是孩子的問題？

敵人不來欺負我，我怎會離開你，但國內人民都要靠我保護。我所以要出征，就因為這緣故，赫啦赫啦赫啦。」

案例五

阮弟兄來自越南，艾弟兄來自菲律賓，翁山弟兄來自緬甸，發仔來自香港，身體很好，中文很差；在新訓中心口令都聽不懂，被送到醫院住院，家長很生氣，希望小孩立即回家，否則要部隊保證孩子平安退伍？

成功嶺上（社會期許）

過去台灣男生在大學放榜後，只有考取的新鮮人，才能帶著光榮的心情到台中成功嶺參加為期六周的大專集訓[41]。當時年輕人首度離家，到陌生的營區換上軍裝，接受「合理的要求是訓練，不合理的要求是磨練」的震撼教育；承受不了壓力的被送到國軍803醫院[42]住院，驗退後回到大學校園不僅沒面子；明年升大二暑假還要孤單的理光頭回營區補訓。這個訓練制度緣起，雖有當時八二三炮戰，文武合一的時代背景，但也替大學畢業後兩年的軍旅生涯，做好心理建設。

目前83年次以後出生的學生，改接受四個月的軍事訓練役。還在就學的大學生可利用兩個暑假分兩階段完成，第一階段為兩個月的新兵訓練，有點類似過去的成功嶺；第二階段為兩個月的兵科訓練。不在學的役男，則一次服完兩階段兵役。但受不了住院的弟兄比率，與一年兵役的役男不相上下。

---

[41]　成功嶺大專集訓是台灣 1980 年代以前出生的男大學生的共同回憶，40 年間，曾有 130 萬大專生在此接受軍事洗禮，1999 年停辦。

[42]　1998 年更銜為國軍台中總醫院，為中部地區最大的國軍醫院，位於台中市太平區中山路二段 348 號。

環境轉變的緩衝

社會變遷，少子化世代長大的小孩，不僅家庭成員少，亦可能是單親家庭、隔代教養、新移民之子，或是自幼在大陸成長的台商之子、移民回流的小留學生，長大後才返台當兵，突如其來的文化衝擊，讓自己及單位都無所適從。

新時代的教育制度，強調尊重個體創意，多元成長；與軍隊強調服從是天職，集中管理的方式互相衝突。許多弟兄，即使學業成績優異，一路讀到大學、研究所，年齡雖長，面對突如其來的軍中生活，依然焦慮不安。

現在當兵，不僅自己緊張，家長更緊張。有些人可快樂入伍，卻在抽完籤聽了學長的耳語，還沒報到就發病了。同時進入同一個新訓中心，不同連隊，發病人數卻相差許多。若能在每一個環境轉變的環節，做好心理建設，才能順利上路，平安退伍。

國軍三級防處

國軍目前「三級防處」與公共衛生的三級預防概念類似。將預防策略分為三級：初級預防→健康促進、特殊保護；次級預防→早期診斷、早期治療；三級預防→限制殘障、復健。

國軍三級防處做法為「初級預防處置」：由連、營輔導長擔任，負責主動掌握情緒不穩之官兵，協助紓解心理問題。發揮「早期發現、迅速疏導」之初級防處功能。

「次級輔導處理」：由心輔官擔任，處理連隊輔導之後，無明顯改善之轉介個案；並適時策辦基層幹部輔導知能與技巧訓練，協助強化「初級防處」運作功能。

「三級醫療處置」：經輔導無顯著改善個案，由單位依程

序轉介至北中南東或外島的「地區心理衛生中心」，結合醫院資源與社會支持網路，進行密集輔導，發揮矯治與醫療重建功能。

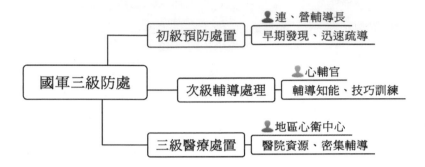

第十章　精神疾病的診斷

心情溫度計—你今天心情好嗎？					
	完全沒有	輕微	中等程度	厲害	非常厲害
1.感覺緊張不安	0	1	2	3	4
2.覺得容易苦惱或動怒	0	1	2	3	4
3.感覺憂鬱、心情低落	0	1	2	3	4
4.覺得比不上別人	0	1	2	3	4
5.睡眠困難，譬如難以入睡、易醒或早醒	0	1	2	3	4
總分10分以上或有自殺想法，建議尋求心理衛生及精神科專業諮詢。					

案例一

醫生，有沒有比較快方法來評估精神疾病？

案例二

醫生，為什麼住院要評估兩個星期，才可確立診斷辦停役？

案例三

醫生，他用電話卡割腕，明明是在裝病，你幹嘛還給他住院？

案例四

家長說：醫生，我小孩沒有病；叫部隊趕快把他帶回去當兵？

案例五

各位弟兄，剛才填的問卷，分數超過10分的，表示精神有狀況，解散後找輔導長報到。

案例六

某單位連長說，你們醫生都會給病人做很多量表；看起來似乎很科學，但可不可能造假？

案例七

新訓中心的班長質疑，為什麼有人看兩次就驗退；有些人還要住院評估？

案例八

新兵訓練中心，值星排長說入伍前有看過精神科的舉手。出列，明天請李班長統一帶到北投818醫院檢查…。

心情溫度計量表[43]

一分鐘的篩檢法是五題的心情溫度計量表，原名為簡式健康量表（BSRS-5）五個題目，每題0到4分，總分10分以上或有自殺想法，就建議尋求心理衛生中心或精神科醫師專業諮詢。

---

[43] 又稱為簡式健康量表（Brief Symptoms Rating Scal，BSRS-5），由台大精神科李明濱教授編製發展，廣泛運用於自殺防治、憂鬱症防治等領域。

以ABCD四個項目簡易判別

在這裡，並不是要部隊長官去診斷精神疾病，只要簡單的從ABCD四個主要症狀去評估。發現有問題或可疑，再交給輔導長、心衛中心或轉介到軍醫院精神科門診。

A代表Affect（情感），與平時狀況相比，一個星期沒看到弟兄的家長，發現他最近變了，好像受到什麼驚嚇。

弟兄在近一個星期，心情是否出現不尋常的起伏？如出現過度的激動、緊張或沮喪、哭泣、淡漠、焦慮、憂鬱。

B 代表Behavior（行為），是否出現怪異行為，例如自言自語、比手畫腳、雙手握拳、怒視幹部、突然暴衝、聽不懂班長口令、學習跟不上進度、老是教不會、簡直就是天兵。晚上常失眠、或只睡一、兩個小時。

C代表Cognition（認知），包括思考與知覺兩方面。在思考上，是否覺得在部隊中一直有人要害他、大家都針對他，也就是妄想。在知覺上，是否出現視幻覺或聽幻覺。在甚麼時候出現，是將睡未睡時，還是將醒未醒時；發生的時間、頻率、當時的感覺？

D代表Drive（驅力），飯量是否變少，走起路來是否像行屍走肉、每天無精打采或精力旺盛。

案例一

當家屬問部隊長官，我小孩是甚麼問題，為什麼被送精神病院（北投818）？輔導長應如何回答？

輔導長回答：

醫師說，你小孩得了「精神疾病」。精神疾病是「大腦」功能不協調所造成，出現的症狀主要在情感（Affect）、行為

（Behavior）、認知（Cognition）三個方面；除了症狀外，已造成生活、社會、職業功能的顯著障礙。

最近阿明在情感上（A）有心情低落、常常哭泣，行為上（B）有跟不上部隊操課、割腕，認知上（C）覺得活著沒有意義；不太想吃飯（生活），不跟別人說話（社會），無法完成長官交付的任務（職業）；部隊擔心他的安全，所以送他到醫院請醫生評估…。

案例二

醫師，你的門診時間十幾年來都沒變；我從中尉輔導長到現在少校營輔導長；不管在南部還是外島，都習慣帶兵來找你。你看病很快，一下子就切入弟兄問題；你跟家長說一句，比我跟他說十句有效。部隊也很容易掌握弟兄的後續狀況。

案例三

預官輔導長問：醫官，為什麼你問幾句就可以看出弟兄的問題？為什麼我看不出來？

醫官說：不急，以後弟兄有狀況；儘可能親自陪他進來，你坐在旁邊看？我每天問同樣的話，看這些軍人；開類似的類藥，已經20年。如果一星期看50人次；二十年有多少萬人次？病人在想什麼，症狀真真假假，大部分的精神疾病，都可看出！

江湖一點訣！先備知識，加上臨床經驗；滴水穿石，鐵杵磨成繡花針。

案例四

剛任官的輔導長帶一位一直腹痛、腹瀉的阿兵哥來門診；我看完後告知這是大腸激躁症導致的憂鬱、自殺意念；開住院單到

急診室辦住院？輔導長半信半疑，隔天我發現病人未住進病房。原來病人在急診室持續腸胃不適，被懷疑腸胃道感染，轉診三總。個案到內湖三總兩天，做了胃鏡與糞便檢查，找不出其他病因；又轉回北投分院身心科住院，一個月後以精神官能症停役。

案例五

　　一個志願役士官到民間身心科診所看十分鐘，拿到一張診斷證明：「憂鬱症」；到北投分院門診說幫我辦除役吧，我不要住院！醫生你開個診斷證明給我，我要全休到退伍！

案例六

　　阿凱與單親媽相依為命，也是家裡重要的經濟支柱；入伍後，每天在部隊哭，希望趕快離開軍隊，回家賺錢陪媽媽，希望醫生幫幫忙。

精神疾病的診斷

　　精神症狀多元易變又有戲劇性與時序性，診斷起來常常「見山是山、見山不是山、見山又是山[44]」，也常為拍攝電影的重要素材[45]。

　　精神疾病的診斷的三個要素為1.症狀2.時間3.功能。例如「嚴重型憂鬱症」，須符合九項核心症狀中的五項，超過兩個星

---

[44]　精神科住院醫師成為專科醫師必經的境界。R1（第一年住院醫師）的時候，見山是山，看到症狀就認為是什麼診斷，並不覺得自己的判斷可能有問題。R2 見山不是山，經過急性病房與精神官能症病房的訓練後，開始會在無疑處存疑，探求其本質。R3 見山又是山，經過懷疑、批判、辯證後，透徹了解事物的本質。

[45]　夜色（Color of Night，1994，美），由布魯斯威力飾演心理醫師，珍瑪奇飾演多重人格，劇中呈現許多精神疾病個案。

期的時間，呈現明顯症狀，造成日常生活功能、社會功能或職業功能顯著之減損者。精神科醫師會根據精神症狀學、病理學、病史與臨床心理師的心理衡鑑，最後套用DSM-V的診斷準則，確立診斷。

　　國防部規定辦理停除役則需1.經由國軍醫院精神科專科醫師診斷確定且2.具有完整病歷。要達到上述的資訊收集，則需精神科團隊的通力合作。因此，每個住院病人床頭就會有精神科治療團隊人員姓名，群策群力多元診斷及治療病人。

一個症狀，各自表述

　　有時候病人本人、家屬或部隊長官不認同醫師的診斷，覺得為什麼醫師看一看、問一問就說出病人的疾病？臨床上醫師常被問到的問題是，醫師如何診斷精神疾病？台灣精神科醫師診斷精神疾病根據2013年美國精神醫學會出版的精神疾病分類與診斷準則第五版，即DSM-V[46]為診斷依據。

　　精神科醫師間對於診斷術語與臨床症狀有一致性的共識，有經驗的精神科醫師，在幾分鐘內，就可以瞧出求診弟兄的問題，有疑點的部分藉由心理衡鑑、臨床住院觀察做最後的診斷確立。在臨床上，許多專業名詞如「憂鬱症」、「躁鬱症」、「精神分裂症」、「被害妄想」、「幻聽」等名詞常被非精神科專業人員自我診斷；有些弟兄會帶著一般診所、中醫師或家庭醫師開立的診斷證明來要求精神科醫師背書，辦理停除役，這些診斷常常是不精確的。

　　精神科專科醫師須經四年半的住院醫師訓練，在專科醫師養成過程中，形塑專業的診斷能力，並通過全國性的筆試與口試（及格率約六成），才能取得精神科專科醫師證書，開立的診斷

---

[46]　DSM-V 為美國精神醫學會精神疾病診斷與統計手冊（Diagnostic and Statistical Manual of Mental Disorder）第五版的縮寫。

證明才有公信力。國防部也特別規定軍人精神疾病停除役的診斷證明，須軍醫院精神科專科醫師開立才有效。

精神疾病的簡易分類

精神疾病大致可以區分為「官能症」和「精神病」。軍中常見的精神問題，大多數屬於前者。由於診斷系統的分類與驗退、調陸、停除役條文的需求，會看到「適應障礙症」、「嚴重型憂鬱症」、「智能偏低」、「性格異常」等診斷。

不同時代，不同文化、不同國家對於精神疾病的分類或定義，都有些相似或不同。台灣精神醫學界在診斷精神疾病主要採用北美系統的DSM-V，但在健保統計上，卻又要求輸入世界衛生組織出版的ICD-10[47]代碼。此外，中國因應其文化需求，有CCMD-3[48]診斷手冊，每個系統各有其優缺點，診斷是一個溝通的工具。就名稱而演，台灣講「憂鬱症」，其他華人世界講「抑鬱症」。台灣過去稱「精神分裂症」，香港稱「思覺失調症」，日本稱「統合失調症」，韓國稱「調弦症」；後者比較不污名化。「失智症」，以前叫做「癡呆症」，未來可能改成「神經認知症」。

早期DSM-III還有同性戀的診斷，現在沒有國家敢把同性戀歸入精神疾病。與軍人停役有關的「精神官能症」，在DSM-IV已經看不到，被分散到焦慮性疾患，包括強迫、恐慌症、畏懼症、慮病症、創傷後壓力症候群等，細分後比較能精確的說明疾病，也有相似卻又不同的治療方針。但軍人精神系統停除役標準，有一個項目就是「精神官能症」，涵蓋症狀最雜，也是最普遍的精神疾病。

---

[47]　ICD-10，International Classification of Diseases，國際疾病分類碼第十版。

[48]　CCMD-3，Chinese Classification of Mental Disorders，中國精神疾病分類第三版。

役男體位判定的診斷分類

為了溝通、統計、治療、健保給付的方便，同一個疾病在不同診斷系統上，常有不同的代碼與名詞。剛住院時的診斷，可能是非典型鬱症。

軍醫院精神系統的診斷，攸關兵役制度的公平。在幾十年的修編與共識下，只有十餘個專屬的名詞。當一切評估完成時，給部隊的診斷證明可能是適應障礙症、精神官能症或嚴重型憂鬱症。

精神疾病的五軸診斷

雖然精神疾病的診斷目前已進入DSM-V，但DSM-IV的多軸向診斷系統，能幫助對各種精神疾患、一般性醫學狀況、心理社會環境問題及功能水準進行全方位評估，作為治療計畫及結果預測，仍然是一個值得參考的方式。

有些精神疾病，導因於身體疾病或環境因素；如第二軸的人格疾患無法融入部隊生活，第三軸的甲狀腺功能低下與憂鬱有關，第四軸的海軍艦艇與環境適應障礙有關等。

第五軸GAF分數，係精神科醫師藉由整體供評估（Global Assessment of Functioning）量表，所給的分數。81-100為良好，51-80輕微至中度症狀，21-50則有嚴重症狀，20以下則有嚴重整體損壞或自傷傷人危險。

第一軸向　臨床疾患（如適應障礙症、嚴重型憂鬱症）

第二軸向　人格疾患、智能不足

第三軸向　一般醫學狀況（如腦傷、甲狀腺功能低下、氣喘等）

第四軸向　心理社會及環境問題（如部隊壓力、職務調動、

家人健康等）
第五軸向　功能的整體評估（GAF分數）

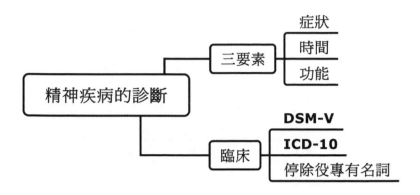

第十一章　裝瘋賣傻要停役
——詐病

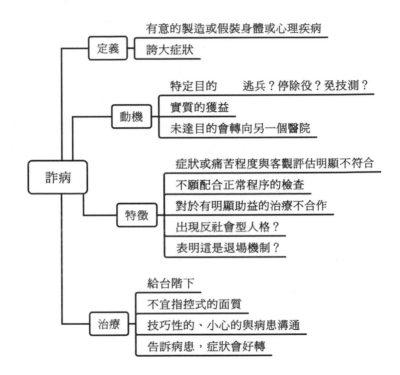

詐病
- 定義
  - 有意的製造或假裝身體或心理疾病
  - 誇大症狀
- 動機
  - 特定目的　　逃兵？停除役？免技測？
  - 實質的獲益
  - 未達目的會轉向另一個醫院
- 特徵
  - 症狀或痛苦程度與客觀評估明顯不符合
  - 不願配合正常程序的檢查
  - 對於有明顯助益的治療不合作
  - 出現反社會型人格？
  - 表明這是退場機制？
- 治療
  - 給台階下
  - 不宜指控式的面質
  - 技巧性的、小心的與病患溝通
  - 告訴病患，症狀會好轉

案例一

　　某國立大學畢業生，在學成績優異；住院後每天一直詢問停役進度。心理衡鑑結果，疑似甘瑟氏症候群[49]（Ganser

---

[49]　指對所提問題作出無意義的回答，從回答中有時可推測其隱瞞的有關情況。常見於囚犯為圖獲得寬大處理而偽裝精神障礙。

syndrome），高度懷疑詐病。當獲悉無法辦理停役，即將遣返部隊，立即搬床擋門，出手攻擊醫護人員。

案例二

醫生，我是為了配合停役才來住院吃藥，藥不要開太多？

案例三

某軍艦水兵割腕後，隨即被送至醫院住院；接著連續兩天都有人以電話卡割腕，主動要求住院。

案例四

某弟兄住院後，因不符合停役標準，即將出院；隨即出現以頭撞牆，說是耳邊有聲音逼他這樣做，問醫生說是不是得到精神分裂症？

案例五

心輔官告訴我，只要騙醫官說我是同性戀就可以停役；我去國軍××醫院住院兩個星期，醫官還是不讓我停役，回部隊我就得到憂鬱症了。

案例六

住院的輔導長服藥時藏藥，不想吃藥，只想停役？

逃兵典故

逃兵有動作派（服藥、增重、爆瘦）與劇情派（裝精神病）。古代裝瘋，是為了保住性命。戒嚴時期，想逃兵的人，會把要扣扳機的右手食指給弄斷；或是裝吃大便，進入精神病院…。孟子梁惠王篇提到：「兩軍交鋒，有士兵潰逃，跑了五十步的笑跑了一百步的（五十步笑百步）…。」，是臨戰而逃。戰國時代，孫臏被抓後，成日大哭大笑，龐涓認為孫臏可能裝瘋，將他關到豬舍來測試他，想不到孫臏竟把豬糞往嘴裡塞，騙過龐涓，逃回齊國；最後在馬陵之戰，伏擊龐涓報仇。唐朝詩人白居易「新豐折臂翁[50]」，提到：「是時翁年二十四，兵部牒中有名字。夜深不敢使人知，偷將大石捶折臂。」是未戰就先讓自己殘廢，免去當兵。西漢劉安編著的淮南子：寫到塞翁的小孩騎馬跌斷腿，無法當兵，避開死劫（塞翁失馬，焉知非福）。

逃兵原因

臨床上看到弟兄逃兵的原因大概有：不願當、不能當、當不下去？

---

[50] 新豐老翁八十八，頭鬢眉鬚皆似雪。玄孫扶向店前行，左臂憑肩右臂折。問翁臂折來幾年，兼問致折何因緣。翁云貫屬新豐縣，生逢聖代無征戰。慣聽梨園歌管聲，不識旗槍與弓箭。無何天寶大徵兵，戶有三丁點一丁。點得驅將何處去？五月萬里雲南行，聞道雲南有瀘水，椒花落時瘴煙起。大軍徒涉水如湯，未過十人二三死。村南村北哭聲哀，兒別爺娘夫別妻。皆云前後征蠻者，千萬人行無一回。是時翁年二十四，兵部牒中有名字。夜深不敢使人知，偷將大石捶折臂。張弓簸旗俱不堪，從茲始免征雲南。骨碎筋傷非不苦，且圖揀退歸鄉土。此臂折來六十年，一肢雖廢一身全。至今風雨陰寒夜，直到天明痛不眠。痛不眠，終不悔，且喜老身今獨在。不然當時瀘水頭，身死魂飛骨不收。應作雲南望鄉鬼，萬人冢上哭呦呦。老人言，君聽取。君不聞開元宰相宋開府，不賞邊功防黷武？又不聞天寶宰相楊國忠，欲求恩倖立邊功？邊功未立生人怨，請問新豐折臂翁！

1. 不願當：沒有動機當兵，認為浪費時間，在部隊與長官衝突或常抱病號鬧自殺，完全沒有戰力；部隊還要損失人力陪伴。志願役另有生涯規劃，希望趕快離開軍中，又不想賠錢，只好以精神狀況不佳，尋求因病停役。
2. 有經濟或家庭因素，是家中經濟主要來源與生活支柱；入伍後擔心家中長輩或妻兒的生活，非趕快回去處理不可。或藝人事業正起步，日進斗金，當完兵可能就不紅了。
3. 當不下去：當兵太苦，無法承受，痛不欲生…。

案例一

　　義務役二兵，因受不了壓力，割腕自殘；被送至醫院住院後辦理停役。出院後，求職處處碰壁，非常後悔；希望能夠再回到軍中，完成兵役。

案例二

　　我在部隊擔任心輔小天使，我看了每個停役弟兄的故事；模仿一下，就順利騙過門診醫生住進醫院來。想不到入院後，又換別的主治醫師，跨月又有別的住院醫師，每天有不同護理師來問，社工師又要約我家屬，不知要裝到何時，真的要過五關斬六將了…。

案例三

　　醫師你好，我是部隊保防官，我們單位的輔導長昨天才剛出國觀光回來，今天他打電話來說，他已經住到北投醫院了，我們長官聽到都傻眼了。

案例四

醫生，我的腳不能動了；我沒辦法走路；我去三總神經內科住院後，他查不出原因，就叫部隊把我轉到北投醫院精神科來。

案例五

研究所畢業的小畢，在部隊裝天兵，老是學不會，送到醫院，智力測驗總智商82，希望以「智能偏低」辦理停役。繳交的國小、國中成績卻都是甲等。老師評語：天資聰穎，敦品好學。

詐病

詐病（Malingering）是指患者為了逃避某些義務或獲得某些利益而偽裝出來的症狀，或強調症狀的嚴重程度。醫護人員一開始都會選擇相信病人的陳述，但真正精神有問題的人，在與他人接觸時的反應、關係或是溝通方式卻很難裝出來。特別是者對於事情鈍化漠然、或激烈的反應無法拿捏。如果強調是身體上的疾病，則對於外界交互反應也容易露餡。

軍人精神病詐病研究

不要以為隨便模仿一下精神疾病症狀，就可以騙過精神科醫師。其實有關於詐病的議題，對於每天處理軍人精神疾病問題的國軍醫院精神科醫師，他們看過的個案已經不計其數。以一般弟兄的演戲天份，要騙過專業的精神醫療團隊，並不容易。高雄榮民總醫院對以精神科病症為主訴之役男，其各項特質及常見詐病模式回溯性研究[51]，發現77位精神科住院作兵役複檢的役男中，

---

[51] 江允志、曾冬勝、周植強、張琦、潘志泉、陸悌、張正和、鄧光銳（2006）精神

有20人在入院時曾被醫師被懷疑有詐病的可能，最後有7位無法通過複檢，重判診斷主要為適應障礙症。這幾位疑似詐病者的主要特徵為：精神疾病史短（平均6.3個月）、偽裝情感性精神疾患。因此，對於役期將近，才開始在精神科醫療院所就診並取得診斷證明的役男，應當特別留意詐病的可能性。

疑似詐病——住院評估

　　傳言身體疾病、精神疾病、酒駕是三個離開軍中的方法。以氣胸、增胖、暴瘦、開刀等方式逃兵也時有所聞。目前軍人在精神科病房判定停除役有一標準作業流程SOP（Stand Operation Procedure）：需提供入伍前的就醫紀錄、部隊的大兵日記、輔導長約談紀錄、過去精神科門診紀錄。接著最少住院評估兩星期，透過醫師、心理師、職能治療師、社工師、護理師做多種專業角度的評估；也完成心理衡鑑與社工師對家屬約談紀錄。住院期間，除了生理病因與詐病的排除外，逐步聚焦出明確診斷，住院期間，同時也進行藥物、心理、家族、職能等各種不同治療。

　　弟兄住院期間，主治醫師會依據精神醫療診斷準則與役男體位區分標準去評估弟兄的狀況。若弟兄自稱的痛苦或障礙與客觀發現（住院觀察、護理紀錄，心理測驗、社工評估、職能評估及病人部隊、親人或友人提供的資料）之間有明顯的矛盾，且基於逃避兵役的動機而故意製造虛假或誇大症狀，醫師會作詐病或疑似詐病的診斷。但基於醫病關係，醫師可能不會立即點破，會讓你有個台階下，鼓勵弟兄回部隊繼續服役。

　　因精神疾病停除役是個不得不的烙印，在這麼多層面的資料蒐集與專業評估中，做出的診斷；不僅從症狀持續的時間，也涵蓋生活、社會、職業功能的顯著減損。這是永遠的記錄，當事人

科詐病役男之特徵，台灣精神醫學，20（4）：145-54。

在面臨停除役抉擇時，要想想是否不得不要走向這條路？

逃兵代價

　　年滿十八歲的役齡男子如申報不實資料逃避兵役，或不配合身家、健康調查者，依據「妨害兵役治罪條例」第三條規定，得處五年以下有期徒刑。現役軍人為逃避役期，如有捏造免役或緩役原因、故意毀傷身體者，依「妨害兵役治罪條例」第四條，處六個月以上、五年以下有期徒刑。

　　裝精神病逃兵，一旦被發現反而可能一輩子當不完兵，且醫師的診斷紀錄與健保的連結，永遠不會被消除，對未來求職或生活可能會造成負面影響，最好不要輕易嘗試。

新兵日記

　　台灣版2010年的「新兵日記」電視劇43集與新加坡2012年的「新兵正傳」電影，都有新兵詐病的橋段與家人殷切期盼小孩回去當兵的情節。2001年韓國電影「我的野蠻女友」也有失戀逃兵的故事。逃避兵役，有許多內在與外在的因素；長官也不是不清楚，醫官也不是不知道，只是希望弟兄自己去思考，在面對人生第一個重要的考驗，給自己一個成長的機會，不要輕易放棄。

軍陣精神醫學

　　軍陣精神醫學（Military Psychiatry）是促進軍隊心理衛生與處理精神疾病的專業醫療。內容涵蓋軍人本身、部隊及其家屬心理衛生問題，也包括毒品防治、性別議題等。精神科軍醫在執行兵役驗退評估時，對於診斷尚有疑義的弟兄，會增加其評估時間與資料收集，有時無法在新兵結訓前完成；而從驗退進入停止軍

事訓練或停役流程；確實篩選出真正罹患精神疾病而不符適合服役的役男，以免影響部隊秩序與安全。

國軍醫院的精神科醫師（Military Psychiatrist）為兼具台灣精神醫學會專科醫師證書及基層部隊歷練的專業軍醫官，對於軍隊組織運作與生活環境有一定的經驗與感受，專職處理軍隊心理衛生問題。在「常備兵現役病傷殘停役檢定標準」也規定須由「國軍醫院精神專科醫師診斷確定且具有完整病歷」才有效。

醫院停役的監控流程

醫師開立精神疾病停役診斷須有憑有據，如同高血壓需看到血壓值、糖尿病要有血糖值、中風需有電腦斷層、骨折須有X光片、癌症需有病理切片…等。

政府相關單位對精神科驗退、停除役有所質疑時，常調閱病歷與心測報告；當醫師要資料時，希望部隊能夠協助，特別是尋找弟兄的國小、國中成績單或入伍前看精神科的診斷證明；以縮短停除役流程。

從病人第一次門診或住院時，醫師就開始按照疾病的可能診斷，開始收集相關資料。資料有欠缺，就無法開立相關診斷證明。

1. 病歷紀錄：展現疾病的過程與發展，病人所描述的，與醫療團隊（醫師、護理師、心理師、社工師、職能治療師）臨床觀察到的是否吻合，有沒有誇大或詐病的可能。
2. 心理衡鑑（含智力測驗）報告：病人的心理衡鑑是否符合精神科的臨床評估，是傾向於適應障礙還是憂鬱症？是否有人格異常或是性別認同的問題？智力測驗是否與學習成就吻合（大學畢業卻測出智能不足）？
3. 言行紀錄或約談紀錄：在部隊發生鬥毆、逾假、以下犯上，是否有輔導長或心輔官的佐證資料。

4. 國中、國小成績單：除了看學業成績，也看老師評語。

5. 部隊服役狀況記錄表：含醫療（就醫紀錄）、生活、訓練、輔導與綜合建議五項。

6. 其他：法院傳票、前科案底、讀過資源班、身心障礙手冊、其他醫院的診斷證明。

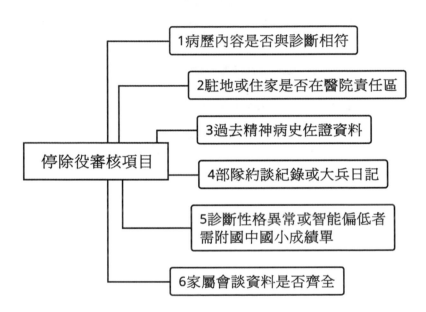

停除役審核項目

1病歷內容是否與診斷相符

2駐地或住家是否在醫院責任區

3過去精神病史佐證資料

4部隊約談紀錄或大兵日記

5診斷性格異常或智能偏低者需附國中國小成績單

6家屬會談資料是否齊全

第十二章　心理測驗與心理衡鑑

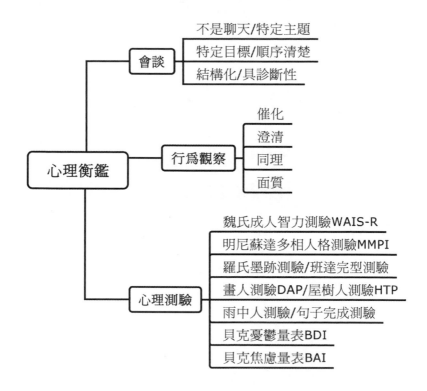

案例一

　　住院一個多禮拜，我都還沒看到心理師；我什麼時候才能做心測？

案例二

　　醫生，我的心測報告出來了嗎？我們同梯的已經驗退回家了？

案例三

　　醫生，心測時間要等很久；可不可以不做心測，你直接幫我辦停役？

案例四

　　心理師約我今天早上10:00來，部隊沒人帶我來；下午我來了，心理師說不能做，叫我重新掛門診排時間，醫生你可不可以現在幫我做？

心理測驗與心理衡鑑

　　心理測驗（Psychological measurement）又稱心理檢查，是利用一套已經標準化的測驗方法，經由被測驗者的反應方式與結果，與一般人的反應方式與結果比較、分析，以測定被測驗者的反應特點。心理測驗因其有標準化的測驗方法，結果較客觀，對診斷方面有特殊貢獻。

　　心理測驗可檢測智能、性格、精神疾病等多個面向；精神科醫師會根據需要檢測的項目，開立心理衡鑑申請單，由臨床心理師在適當的時間與場合執行並分析。目前對臨床心理師的規範須完成國內外相關系所碩士學歷，並考取臨床心理師證照才能執業。

　　心理衡鑑（Psychological Assessment）是利用相關心理評量工具或方法收集資料後整合，並分析個案的心理狀態、行為特性及相關特質。衡鑑是一個問題解決的過程，由醫師提出；由心理師試圖來回答、解決。

　　心理衡鑑報告完成後；由精神科專科醫師根據臨床症狀，綜合評估；做最後的診斷；國防部在與兵役驗退、停除役有關的條

文，非常重視心理測驗的必要性。役男雖然已經先驗退或停役返家，後續內政部兵役複審，對有疑義的個案，會要求醫院提出當時的心理測驗報告。

案例一

醫生，我的心理測驗憂鬱指數在重度，為什麼醫生判定我不是嚴重型憂鬱症？

案例二

醫生，我早上已做完心測，是不是可以給我診斷證明辦停役了？（住院第三天）

案例三

台北市兵役局惠請貴院提供驗退役男，陳××心理衡鑑報告。

心理衡鑑不是診斷唯一標準

心理衡鑑包含1.晤談2.行為觀察與3.心理測驗。心理衡鑑為精神科醫師診斷的重要參考，特別在兵役停除役評估與精神鑑定時，提供重要的科學佐證。有位弟兄摔傷昏迷被送到急診室，心電圖、抽血、X光片，最後找到原因是吞食大量安眠藥意圖自殺；住院幾天後，說出吞藥原因是當兵時女友劈腿，又不想收假回營。最後會診精神科，心理測驗推估吞藥當時，憂鬱分數落點在重度憂鬱狀態。弟兄在病房不是睡覺就是玩PS2，早已沒有出現憂鬱的症狀。

部隊長官認為弟兄自我傷害差點已遂，希望弟兄立刻辦停役；請求醫院協助。家長認為只是短暫的情緒反應，不認為有什麼憂鬱症，應該回去當兵。弟兄從外科病房轉精神科病房住院期

後，對感情頓悟了，認為天涯何處無芳草，何必單戀一枝花，並悄悄的喜歡上隔壁床弟兄女友，意圖追求。也希望趕快停役去發展這段愛情。那女生來會客時，對兩位弟兄說，當兵的男人最man？美女要配英雄！

很多弟兄出院後的最後診斷是適應障礙症或是精神官能症，這是綜合各團隊臨床評估的最後結果。就醫療的觀點，治療是最重要的；如何能夠遠離疾病，增進健康；無論是否停除役，最重要的是人生要快樂的向前走。

常用心理衡鑑量表

貝克憂鬱量表第二版（Beck Depression Scale, BDI-II），評估個案憂鬱程度，做為診斷和安置的參考。

貝克憂鬱量表（Beck Anxiety Scale, BAI），評估個案焦慮程度，做為診斷和安置的參考。

貝克自殺意念量表（Beck Scale for Suicide Ideation, BSS），評估個案的自殺意念，對自殺的態度與嚴重程度。

衡鑑結果案例一

總結：個案自幼因父母感情不佳，情感依附缺乏安全感。國中時期開始出現情緒不穩、自傷情形，對自我概念不穩定且較為負向。個案因早期失落，無法順利發展客體恆常，自我整合能力不足，思考傾向全有全無，難以忍受孤獨，行為表現疏離，若人際關係不如預期，則出現敵意，不排除B群人格傾向。

個案在軍中對長官的態度或言行，常以針對自己的不友善態度詮釋；風格較為負面、內向，導致在軍中不適應。測驗主述在部隊情境的情緒狀態，在憂鬱與焦慮皆已達嚴重程度；但住院離開壓力源後，皆落在輕度。

衡鑑結果案例二

　　在雨中人[52]測驗，案主描繪大片烏雲、下雨，並有許多閃電。有一主角雙手拿槍，口袋也放槍和子彈，神情得意；附近有一人倒地流血，身上插刀；額上有彈孔的人，已被主角射殺砍死。

　　個案表示，此為自己未來的想法；希望能組織正義小隊；對於在軍中的不公義人士，都立即給予懲罰。

衡鑑結果案例三

　　在句子完成測驗：家庭部分，個案認為自己是家中賺錢的奴隸。自我部分：遇事常自認倒楣，常在想「人」為何物。關係部分：認為自己不在時，朋友會嘲笑並說自己的壞話。兩性關係：對女性描述較為貶抑，認為婚姻是壓力。

衡鑑結果案例四

　　新兵在會談中，神色淡漠，多側身，少眼神接觸，身體不時抖動。回答問題反應慢，當問完問題時，常常發出「蛤」，需再次詢問，且會用手摀嘴，說話聲音平淡，語句短。個案會談中根據Machover計分系統及半結構化詢問，推估個案可能有幻聽或妄想的可能，思考異常、不成熟、不適切，似乎在意識上自我調整，努力維持人際關係上可接受的樣態。（精神病）

---

[52]　心理測驗：雨中人，雨就象徵著外界壓力，測驗個案在壓力情境下，使用的防禦機轉、迎挑戰，及對資源使用。

從心理衡鑑到停除役

醫院對於精神疾病停除役有多元的監控，包括每天三班的護理師觀察記錄、參加的職能治療活動表現、心理師的衡鑑報告、社工師的家屬會談、病房的團體治療觀察記錄（護理師、心理師、社工師、職能治療師）、醫師的病歷記載還有部隊五大項目（醫療、生活、訓練、輔導、綜合建議）資訊提供。最後經由由主治醫師綜整，經醫療部主任覆核，政戰處長、副院長做最後審查後，始能發出停除役公文。

如果是志願役弟兄，每一個病例，都須進入醫評會討論。醫評會委員有5師2專業（1.醫療部主任醫師2.護理部主任3.社工科主任4.心理科主任5.職能治療科主任6.政戰處長7.監察官）。經討論確認全數投票通過後，才能確認符合除役診斷，發函到部隊繼續辦理後續流程。醫評會通過到除役生效，大概需要一至兩個月。

大部分義務役弟兄，驗退、停役後半年，需經軍醫院複檢。建議驗退停役後，在複檢前，每月仍持續追蹤治療。有些弟兄驗退停役後，沒再回醫院回診，半年後無法通過複檢，又被送回去當兵，部隊又將弟兄送回醫院住院。

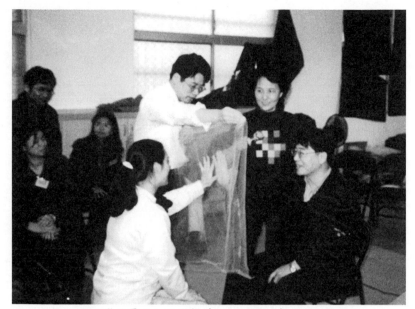

北投醫院員工心理演劇（psychodrama）訓練課程

第十三章　精神疾病的治療

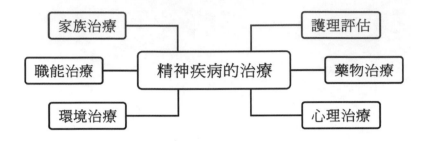

案例一

　　上週看病後，班長把我的藥丟掉，說精神科醫師開的藥不要吃。

案例二

　　住院弟兄說：我不覺得吃藥有效，我只是怕不吃藥，醫生不幫我辦停役。

案例三

　　弟兄父母說，我的小孩是心理的問題，看醫生吃藥沒用，請給他多輔導或請醫師多跟他說話就好了。

案例四

　　醫官說：你已經停役半年，也複檢通過，如果已經有一段時間穩定，可以暫時先不用回診。弟兄說：我覺得藥物有效，還必須繼續吃；我真的有問題，跟當不當兵沒關係。

案例五

　　我在住院，可不可以請心理師每天都來跟我談。我喜歡那個眼睛很漂亮的女實習生。

精神疾病治療的演進

　　精神疾病治療經過三個階段，第一階段源於中古世紀的神怪理論；從巫術、宗教、靈學的觀點來治療，有些方法很奇怪。但目前還是有許多人，將精神疾病與宗教連結。宗教可以撫慰人心，勸人寬心行善不計較，寒山問拾得[53]。

　　第二階段是心理治療的時代，十九世紀西方精神分析（弗洛依德的本我、自我、超我理論）興起，強調心理治療（個人心理治療、團體心理治療、認知行為治療、辯證行為治療、藝術治療、音樂治療等）改變認知，打開心結，。

　　第三階段是生物精神醫學時代，二十世紀腦科學發展突飛猛進，透過生物化學與影像學的技術，找尋精神疾病的病因，並藉由精神藥物使用追蹤，建立以藥物治療為主的實證醫學，為目前治療精神疾病的主流。

　　目前精神疾病同時採用多種治療：藥物治療（抗精神病藥、

---

[53] 寒山問拾得曰：世間謗我、欺我、辱我、笑我、輕我、賤我、惡我、騙我，如何處治乎？拾得云：只是忍他、讓他、由他、避他、耐他、敬他、不要理他、再待幾年，你且看他。

抗躁藥、抗鬱劑、抗焦慮劑、安眠藥等）、電痙攣治療法、心理
治療、行為治療（放鬆治療，生理回饋療法）、夫妻治療、團體
治療、家族治療、職能治療、復健治療、社區治療等。

精神科治療團隊介紹

　　精神科治療強調團隊，跟一般疾病或手術只只有醫師及護理
師不同。弟兄進入精神醫療體系，特別是住院治療，床頭就會有
一組團隊治療人員。

　　精神科主治醫師（Psychiatrist）：基本要求為醫學院七年畢
業考取醫師證書後，接受四年半的精神科住院醫師訓練，擔任總
醫師並考取精神科專科醫師後；再通過醫院醫學教育委員會評議
後，才能擔任主治醫師。主治醫師為治療團隊的主要負責人，除
診斷性會談外，綜整各專業評估，負責開立診斷證明及藥物、心
理、社會、職能治療等處方。

　　精神科住院醫師（Resident）或專科護理師[54]（Nurse
Practioner, NP）：於病房學習並協助主治醫師處理病患第一線問
題，與部隊聯絡停除役及家屬與主治醫師會談安排。

　　護理師（Nurse）：護理師照顧住院病患的生活細節，撰
寫護理紀錄；提供疾病與藥物衛教，執行醫師處方與回報醫療
問題。

　　臨床心理師（Psychologist）：臨床心理學碩士，在國外
稱心理醫師（美加等國需博士學歷）；主要執行心理衡鑑
（Psychological assessment）與心理治療。心理治療包括個別心理
治療與圍成一圈的團體治療[55]。

---

[54]　專科護理師是護理師一個新的進階角色，主要任務在與醫師共同提供連續性及整
合性的醫療及護理照護。

[55]　28 天（28 Days，2000，美），珊卓布拉克飾演酒癮病人，劇中有許多團體治療
場景。

　　社會工作師（Social Worker）：社工師聯繫家屬，執行家族治療，當病人、家屬與部隊對於停役認知不同時，執行溝通會談；病人停役後，後續治療安排與資源提供。

　　職能治療師（Occupational Therapist, OT）：結合醫院環境，提供每日的職能治療活動，藉由體能、球類、影片等活動排除壓力，轉換心情。

從病因治療

　　有關精神疾病的病因，目前較為醫學界所接受的理論是生物、心理、社會三大因素的綜合結果。其中生物因素最重要，生物因素包括遺傳、體質、腦傷、藥物（毒品）等。

　　生物因素，許多精神疾病如精神分裂症、躁鬱症、憂鬱症甚至自殺等都與遺傳有關，在醫師繪製精神疾病的家族圖譜中，亦常發現其遺傳的相關性。藥物治療也就是在彌補生物因素上的缺陷。

　　心理因素，包括個人對環境的認知與因應處理方式；有人聽到當兵，就嚇到發抖，抽到外島或海陸籤，彷彿是世界末日；一到軍中，調適不良，很快地就出現環境適應障礙，不妥善處理，就會惡化成憂鬱症或精神官能症。

　　社會因素涵蓋各種不同的社會支持，來自穩固的家庭或社會支持系統，小孩比較不易罹患精神疾病。即使已經罹病，比較快康復，也比較不易復發。反之，被霸凌或自幼單親隔代教養的小孩，成長後比較容易出現憂鬱或性格異常的問題。

護理評估

　　精神科病人住院，24小時在病房照顧的白衣天使就是護理師。護理師會對病人鉅細靡遺的寫出五大層面的護理評估。包括；

1. 身體層面（外觀、營養、睡眠、排泄、日常活動、服藥狀況、菸酒藥物濫用）
2. 情緒層面（情緒、心情）
3. 智能層面（思考、知覺、認知）
4. 社會層面（人際關係、自我觀念、角色功能、家庭狀況、文化因素）
5. 靈性層面（人生觀、宗教信仰、自我超越與實現）。

主治醫師診視病人，綜合每天三班護理人員的紀錄，勾勒出來的疾病圖像；輔以心理衡鑑、社工評估、職能治療，加上每週的團隊會議，最後做出大家認可的診斷，應該是很客觀的。

藥物治療

精神疾病的成因為生物、心理、社會三大因素的綜合結果。治療上也是從這三方面著手，治療生物（生理）因素，以藥物治療為主，如治療精神病的抗精神病藥物，治療憂鬱的抗憂鬱藥物，治療焦慮的抗焦慮藥物。醫師開的處方，在部隊中儘量由幹部保管，按時給病人服用才有效果，通常抗憂鬱藥需服用兩周才開始有效果，不舒服的副作用有時會先發生，須跟醫師討論。

許多病人或家屬精神疾病只是單純心理問題，不須服藥或認為吃藥沒用，不把藥給病人吃，也不來回診。對服用藥物有很大的質疑，容易導致病況惡化。當輕微的憂鬱、焦慮已經進展到嚴重型憂鬱症或出現自殺意念，治療起來常須更久也更不容易。

心理治療

一個弟兄在部隊中因感情受挫，出現無精打采，魂不守舍，在連上通常會先轉介給輔導長，這也是輔導長的專業與歷練。

輔導長從「天涯何處無芳草，何必單戀一枝花」的道理開始

鼓勵這位弟兄，這位弟兄似乎走不出情傷的陰影？有一天這位弟兄坐在陽台上，準備要跳？輔導長覺得天天約談，卻換來這樣無情的對待？於是也跑到弟兄旁邊，生氣的說你這樣對得起我嗎？自殺像個男子漢嗎？如果你要跳，我就跟你一起跳？我說一、二、三，我們就一起跳？

　　執行心理治療，須經專業訓練。當個案輔導起來很棘手，甚至已經到疾病階段，輔導長覺得無法解決時，就應該往後轉介；以免造成個案危險或自己的崩潰。

家族治療

　　家庭有許多樣貌，是好幾個生命交錯連結的組織，社工師從弟兄家庭生活周期發展的脈絡，評估家庭生活成員在家庭生活的轉折點所遭遇到的苦惱、衝突和困惑，從而找出家庭在協調改變方向發生的問題，提供改善的方法。

職能治療

　　傳說說到北投醫院開放病房住院是快樂天堂，所有症狀到醫院住兩天，女朋友來會客，似乎就不藥而癒。在職能治療中，無論是團體的體能活動，個人的手工藝；都可以從病人參與的過程中，發現問題。也可從學習中，找回自信；提升未來面對環境的能力。

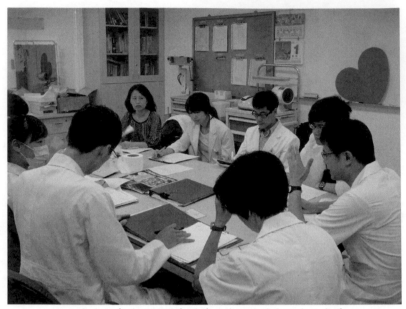

病房五大專業的團隊會議兼具診斷共識與治療的意義

第十四章　精神疾病與藥物治療

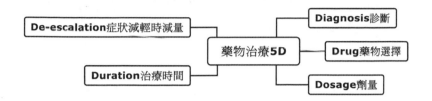

案例一

醫生，我吃了藥後，頭有點昏；但衝動控制有比較好。

案例二

醫生，耳朵旁的那些叫我自殺的聲音，吃藥後有比較減少，但我身體似乎有點僵硬，是不是藥物的副作用？

案例三

我媽媽說，只要幫我辦停役就好；吃藥會越吃越嚴重⋯。

案例四

醫師，你上次開給我的藥；我媽叫我不要吃；我現在在部隊更想死了，怎麼辦？（精神藥物可把病人安靜下來，快速減少病人的暴躁與焦慮不安。）

藥物一定有副作用

疼痛，吃止痛藥治療；有人吃止痛藥後；會有噁心的感覺。流鼻水，吃抗組織胺；有人吃完頭會昏，開車一直打瞌睡。高血壓要吃降血壓藥，有人吃完後，容易暈眩跌倒。癌症要做化學治療，許多人打了針後，頭髮掉光光。

沒有一種藥物，沒有副作用；藥物療效與副作用程度，與個人體質有很大的關連性。感冒看醫生，醫生很少只開一種藥；通常會因症狀給止咳、化痰、退燒、抗生素等，擔心病人吃藥後可能會有不舒服，會再加開胃藥甚至止瀉藥。所以可能拿到一大包藥。

有人會認為感冒沒藥醫，多喝開水、多休息就好；但有些人抵抗力不足或衛生環境不佳，沒有即時的投以藥物治療，感冒可能導致肺炎。感冒一旦變成肺炎通常住院三天，打點滴給抗生素，就可恢復。但抵抗力弱的老人，常因為肺炎，併發心肺衰竭，回天乏術。所以在公共衛生的角度，希望老人、小孩、醫療工作者等高危險群，每年要打一針流感疫苗，但打流感疫苗也並不是沒有風險。

精神藥物

現代醫學已證實精神疾病是生理的疾病，以精神藥物治療也有很強的實證醫學基礎。雖然很多人還不認同，甚至排斥精神藥物，認為是業障，用一些非醫療的方式。信者恆信，不信者恆不信；這是文化的因素，也是永遠無法解決的爭議。

精神科醫師，是以科學的概念來治療疾病。抗精神病藥，治療妄想、幻覺。抗憂鬱藥物，治療憂鬱，鎮定劑治療焦慮。情緒穩定劑，治療衝動控制不佳的暴怒。安眠藥治療失眠。此外治療

兒童過動症、老人失智症，及美沙冬替代療法治療海洛英成癮；
更是精神醫學次專科的領域。

案例一

醫生，這兩週我睡的比較好；你給我的那顆白色長條誘導型
的短效藥物，我希望能慢慢停掉。

案例二

醫生，我吃「百憂解[56]」一陣子，好像沒什麼效。有沒有最
新的藥？聽說有一種藥，叫做「千憂解[57]」或是「萬憂停」，可
不可以給我試試看？

案例三

醫生，在部隊中每當壓力來的時候，我試著深呼吸、但越壓
制，心就越慌？能不能給我一些比較快的治療方法？

案例四

醫師，我孩子住院只要好好跟他談；吃藥是不需要的，你就
跟我孩子鼓勵一下，叫他趕快回去當兵。

---

[56]　百憂解（Prozac），為氟西汀（Fluoxetine）的商品名，是一種選擇性血清素
（SSRI）再吸收抑制劑，通過抑制神經突觸細胞對神經傳導物質血清素的再吸收
以增加細胞外可以和突觸後受體結合的血清素水平，臨床上用於憂鬱症與精神官
能症的治療。1986 年由禮來藥廠在比利時上市，它顛覆了長久以來，人們必須從
改變行為、觀念，進而學習樂觀進取的心理治療法；這種「心理整形藥物學」的
觀念，無疑對人類世界投擲了一顆精神炸彈，也引發了社會文化和自我定位的問
題與爭議。（引自 1995 年，Peter. D. Kramer 出版的 - 神奇百憂解）

[57]　千憂解（Cymbalta）為 Duloxetine Hydrochroide 的商品名，是一種「血清素與正腎
上腺素再吸收抑制劑」（SNRI），為禮來藥廠 21 世紀推出的新一代的抗憂鬱藥物。

藥物治療5D

大部分的病患都抗拒服藥，家屬也不希望孩子吃藥；但不吃藥會好嗎？睡不著一直數羊還是睡不著，早上起來精神恍惚摔倒了（安眠藥真的需要）。心情低落，無助無望一直想死，十分鐘前才談完，十分鐘後就自殺了（需要抗憂鬱藥，甚至電療）；一到人多的地方就恐慌（吃了抗焦慮藥，效果就慢慢出來），每天就是認為部隊班長要對他不利，為了自衛先出手攻擊（妄想，吃藥可治療）⋯。

精神疾病是腦部的疾病，就是以看醫生吃藥為主要治療方式。簡單的心理問題（如壓力）可由透過諮商處理，快生病了（適應障礙），則須安排心理治療；進入疾病階段（精神官能症、憂鬱症），太嚴重已沒藥醫，則需使用電氣痙攣治療。

Diagnosis（診斷）、Drug（藥物選擇）、Dosage（劑量）、Duration（治療時間）、De-escalation（症狀減輕時減量）是治療精神疾病的藥物科學，交給精神科專科醫師來處理。

相信專業比較容易被治好

根據臨床經驗，越相信醫師，即使吃藥時出現不舒服的副作用，也不輕易放棄，依照醫師指示，把藥物療程吃完，按時返診的人。他雖然不清楚醫生開什麼藥。他們是典型的夜市小販、苦命維持生計的基層勞工，沒有一般水平的學歷社經，也不懂甚麼是憂鬱症，但接受治療很快就好了，醫生也感到很有成就感。

另一種是對藥物質疑，上網查很多資料，選擇相信網頁的資訊，對醫師開的藥物自行調整，甚至一直更換醫生。有些病人具有高社經地位，甚至自詡有醫護背景，很會查文獻，但得到的常是是過時或還未經證實的資料，一知半解卻又裝懂，要調一顆藥

都要向他說明好久才相信，這樣的人通常都治不好！

名人見證

　　精神疾病治療，有很多實例。很多得到憂鬱症藝人，最後會出來代言，甚至當憂鬱症大使，講述他接受治療的心路歷程，希望大家有病一定要及早就醫求助，相信實證醫學，不要諱疾忌醫，讓疾病惡化，更難處理。

　　許多改編自真人真事的電影、書籍，如美麗境界、鋼琴師、迷惘；作者都以第一人稱的方式現身說法，說明服藥的重要性。心肌梗塞，找心臟科醫師做支架；發現身體腫瘤，找外科醫師及早切除；癌細胞轉移，找腫瘤科醫師接受化療；精神疾病就是接受精神科醫師的治療。相信專業；才能事半功倍，一步到位！

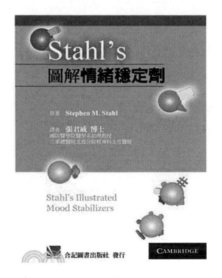

本書作者翻譯的書[58]（2015年出版）

---

[58]　張君威（2015），Sthal's 圖解情緒穩定劑，合記圖書出版。本書為精神藥物學入門書籍，將艱澀的精神藥理學，以趣味圖片的方式深入淺出的傳遞知識。

第十五章　精神疾病與心理治療

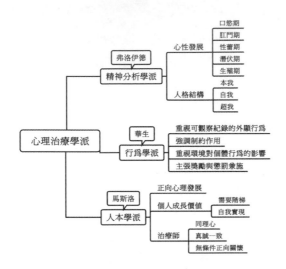

案例一

　　醫師，當兵前我在外面醫院有長期接受心理治療；住院後可不可以找心理師每天和我談？

案例二

　　我有別家醫院的心理測驗報告，可不可以不要再做一次？

案例三

　　弟兄在門診和醫師會談到一半，輔導長進來後，呼吸就開始急促。醫師建議接受心理師的生理回饋治療，用感應器夾指頭，看電腦螢幕來做呼吸訓練。

案例四

我住院偷抽菸被逮到，我認了；我可以吃口香糖、貼貼片。醫生請不要叫我參加戒菸團體好嗎？

案例五

我從小就必須抱這隻維尼熊才能入睡，現在住院我也帶過來，希望大家不要笑我。

案例六

我就是沒有辦法等，我不當兵；只好住院，我現在住院，請馬上幫我做心測，做完心測，馬上給我辦停役…。

諮商

諮商（counseling）泛指那些較不需複雜技巧的心理層面治療，從給予建議（giving advice），藉由同情的傾聽（sympathetic listening），到鼓勵解決問題（encouraging problem solving）的結構性方法。如問題解決諮商、哀慟諮商等。

心理治療

心理治療（psychotherapy）是一種精神治療法。由一位經過專業訓練的治療師透過與患者建立專業的治療關係，運用各種精神心理技巧以治療患者的精神疾患。心理治療的目的在消除或改善臨床症狀、改變其困擾的行為模式，或是病態的心理機轉，以促進其正面建設性的人格成長。

心理治療的種類

臨床上，常被運用的心理治療有：1精神動力取向心理治療、2認知行為心理治療、3人際取向心理治療、4策略或系統取向心理治療、5支持性心理治療、6團體心理治療等。

精神動力取向心理治療
（Psychodynamic Psychotherapy）

源自於佛洛伊德所創立的精神分析（Psychoanalysis）。人的精神活動可在「意識」、「潛意識」、「下意識」三個不同層次進行。治療目標不以「指示」或「暗示」為治療策略，而在於透過精神分析促成個案對於自身內在問題的了解，然後引起外在的行為改變。

認知行為心理治療
（Cognitive-Behavioral Therapy, CBT）

由學習理論（古典制約、操作制約）所發展而來。Beck等學者認為錯誤的認知會導致情緒問題與不良行為，改變錯誤的認知會有治療效果。行為治療與認知治療都與學習理論有關，因此被結合成認知行為治療。認知行為取向關注的是環境因素如何導致個案產生錯誤的認知，進而引起不良的行為，治療的方式便是中斷並導正錯誤的連結。

人際取向心理治療
（Interpersonal Psychotherapy, IPT）

是一種短期積極性療法，以憂鬱症為例：治療分三個時期：第一期透過治療師與病人討論自身人際關係與憂鬱症狀間的關

聯，並在下列四項人際問題中找出導致憂鬱的最主要原因：哀悼反應、角色失能、角色轉換、人際關係不良。第二期則是在確認出人際問題之後，協助病人檢視問題，並發展出新的角色模式來取代原本缺損的人際關係。第三期則回歸憂鬱症狀的處理，並思考將來面對類似困境如何健全的因應。

策略或系統取向心理治療（Strategic or Systemic Psychotherapy）

系統通常指的是家庭系統，因此屬於家族治療的一種，治療也需要家庭成員一同參與介入。將個人視為整個系統中的一員，透過治療師來協助個案認識自身在問題系統中扮演的角色，並發展出治療策略。

支持性心理治療（Supportive Psychotherapy）

是最常使用的心理治療模式。支持性心理治療不去揭露個案內在或潛意識當中的衝突，而是去鼓勵並加強個案的防衛機轉，藉由適當的防衛機轉維持自我的強度與平衡，而能適應外在環境。通常內在不夠穩定或是處於急性期的個案適合使用支持性心理治療。

團體心理治療（Group Psychotherapy）

團體心理治療由一群成員與一至兩位治療師共同參與。強調團體內的人際互動與此時此刻發生的事件，經由治療師的引導，藉著支持、利他、角色模仿、希望灌注與矯正的情緒經驗等因子來促成療效。

團體心理治療屬於高度結構型式的治療，有固定的時間與地

點，可分為住院病人團體與門診團體；封閉式團體從第一次到最後一次都維持固定成員，開放式團體則允許成員於中途加入。

案例一

1. 團體主題：從住院中重新站起
2. 團體目標：探索住院原因，尋求面對未來能量。
3. 團體過程：
   （1）進行方式：成員介紹、治療師講授、成員發表、成員與治療師回饋、總結。
   （2）團體氣氛：輕鬆、和諧、熱鬧、溫暖、信任、合作、快樂、被動、防衛、冷漠、衝突、平板、煩躁、沉悶。
   （3）成員參與情形：投入、主動、給建議、互助、被動、抗拒、打岔、批評。
   （4）領導催化技巧：普同性、親和力、關心成員、模仿行為、灌輸希望、抒發情緒、傳授知識、利他思想、人際學習。

自律神經失調

自律神經系統包含交感神經系統與副交感神經系統，這些神經系統在生理上的反應，並非意識能控制。情緒緊張時，自律神經系統中的交感神經系統會被活化，此時，會出現心跳加速、瞳孔放大、血壓與血糖上升、抑制腸胃蠕動等生理狀況；反之，人在情緒放鬆時，副交感系統會活化，出現心跳減速、瞳孔縮小、腸胃活化等狀況。「自律神經失調」，指稱的其實就是「無法良好調整自己在情緒及生理上的緊張與放鬆狀態」。

生理回饋治療

生理回饋治療是藉由一部可以測量身體生理變化的儀器,將生理訊號轉換成圖像、數字、聲音等,並將這些訊號回饋給正在學習控制自己生理變化的個案,以了解自己生理和情緒(緊張、焦慮)之間的關係(如:緊張時手指溫度降低)。這些生理指標包含測量肌肉活動電位、心跳、體表溫度、皮膚導電度、血壓、腦波、呼吸速率及末稍血液流量等。

HRV(Heart Rate Variability)是為心跳變異率,也就是心律跳動的穩定度。人大部分的新陳代謝經由血液循環系統,因此可以藉由心臟的跳動變化,來衡量一個人的生理狀態。當一個人處於焦慮、煩躁的狀態,在HRV的圖示會出現不規則的波動。當一個人處在放鬆、平靜的狀態時,HRV就會呈現規則起伏的波紋。

HRV情緒儀是簡單版的生理回饋儀,藉由手指的電路感應與畫面連結,焦慮煩躁時,眼前的畫面會進入陰天與狂風暴雨的畫面;有效放鬆時,畫面則逐漸轉為晴空萬里。個案可藉由檢測過程中,了解自己的情緒狀態,並學習如何放鬆與控制,有效的改善自我的壓力狀態。

一般生理回饋治療療程為6-8次,經由反覆在治療室及生活中練習,並與臨床心理師討論放鬆時遇到的問題,個案可以逐漸增加對自己情緒及生理狀態的敏感度,並學會控制它。臨床心理師也會教導腹式呼吸、漸進式肌肉放鬆、或冥想式放鬆,同時搭配生理回饋儀的測量,可讓個案從客觀指標確認自己當下的放鬆程度,而不會覺得放鬆只是一種模糊的感覺。

放鬆練習必須持之以恒,每日練習才能發揮效用。個案經由不斷的練習,最後可以直接透過自己的身體症狀(不再經由電子儀器設備)較清楚知道自己的情緒狀態,並透過放鬆技巧等讓身體症狀減輕而進一步改善情緒。

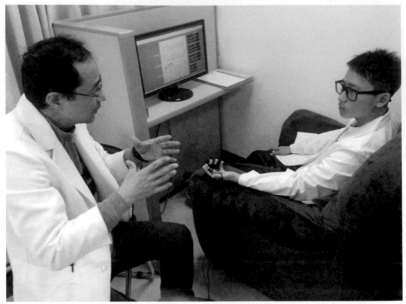

生理狀態藉由手指的探測器輸出到電腦螢幕（心理系學生參與生
理回饋儀教育訓練）

第十六章　社工評估與家族治療

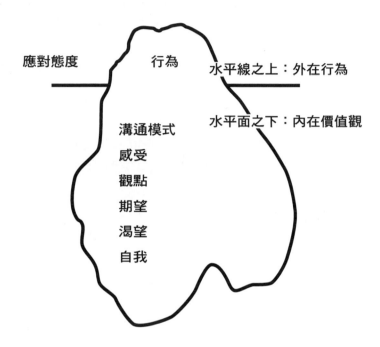

應對態度　　　　行為　　　水平線之上：外在行為

水平面之下：內在價值觀

溝通模式
感受
觀點
期望
渴望
自我

案例一

　　家長打電話給醫生，拜託不要把她女兒辦除役。一個女生，被長官罵了兩句；就跑去精神病房住院。太丟臉了，我們不去看她。她現在上尉，一個月五萬多。我不知道她出去能做什麼？她從讀政工幹校[59]就開始在鬧；還不是畢業了。

---

[59] 1949 年國共戰爭失敗，蔣中正總統退守台灣，提出「三分軍事，七分政治」論調，委派蔣經國仿「莫斯科中山大學」黨校體制創立此校。1951 年於北投復興崗成立「政工幹部學校」，1970 年更名「政治作戰學校」，2006 年更名「國防大學政治作戰學院」。學生畢業後，在各部隊擔任排長、輔導長、政戰官、心輔官等職務。摘自維基百科。

案例二

我們親戚都知道他簽志願役四年，沒人知道他住院；如果他想辦除役，就叫他離家四年，四年後再回來告訴大家他回來了。小孩要吃蒼蠅自己抓，我是不會養他的。

案例三

個案自幼父母離異，當個案犯錯，案母常給他巴掌，打到耳鳴。國中就被丟到須住宿的私校，老師常因成績體罰。因壓力大，國一就開始以美工刀劃手臂，也常搥牆；高中換了四間學校，理由是打工。

孩子就醫了

當部隊將孩子帶到精神科就醫，特別是住院處理，家屬心情大多受到很大的衝擊，且往往難以理解部隊的作法，家人常有的疑問[60]：「我的孩子有這麼糟嗎？」、「為什麼要跟精神病人關在一起？」、「孩子在當兵前都好好的？」、「真的沒辦法把兵當完嗎？」此時家屬是否要尊重孩子的選擇辦停除役？還是要冒險一搏？停役後是否還可參加公職考試？是否求職條件變差？是否買保險會受阻？是否還有可能再服役？千頭萬緒的問題，需要社工師從巨視面看待及協助處理。

薩堤爾模式的冰山理論（Iceberg Theory）

每個人就好似一座冰山一樣，給人看到的只是那露在水面的

---

[60] 孫慧芳、鄭宇明、張勳安、王仲匡、張幼玫、翁偉楷（2014）。安全上哨——您不能不知道的軍中適應障礙。國防醫學院出版。

冰山一角，那就是每個人所表現出的行為，而行為下隱藏著不為人知的東西才是直接影響每個人行為的重點。

以憤怒為例，先回想一個曾經讓你感到憤怒的情境，當你可以清楚地看到、聽到或感覺到那個事件時，試著從以下幾個層次來觀看那時的憤怒：

1. 行為：當你覺得長官處理方式讓你憤怒時，你採取了什麼行動？
2. 溝通模式：你所用的模式，是指責、討好、超理智、打岔，還是直話直說的方式？
3. 感受：當時你的感受如何？除了憤怒外，是否還夾雜了其他的情緒（如受傷、恐懼）？
4. 觀點：是怎樣的信念導致當時的反應？如果站在對方的立場，你的反應會如何？除了憤怒外，你是否還有其他的選擇？
5. 期待：你對自己、他人或他人對你，有怎樣的期待？
6. 渴望：埋藏在期待下的渴望是什麼？你是否可以承認這些渴望，並用不同的方式來表達？
7. 自我：在憤怒前、後、當時的自尊，是否有所不同？

透過這種剝洋蔥式的解析，可以看到自己深層的渴望和需求，透過了解並接納它，進而能在一種高自我價值的狀態下，決定為自己及這種感受做什麼。

案例一

媽媽說，同梯不同命。我家一門忠烈；每個小孩都當志願役。她就是表現優秀，才被叫去當人才招募。她看到他招的學妹住院除役，自己轉不過來就來住院，我有什麼辦法？還好，她在住院期間，已經找好工作了。

案例二

當爸爸的是很希望他繼續服役，他官校照片多麼陽光，帥哥一個。那知道下部隊鬧自殺，我看算了；這是他自己的決定，兒子也只有一個，平安回來就好了？

案例三

官校出身的我，認為在部隊中的角色如同夾心餅；對上必須完成主管的要求；對下屬部隊的帶領也頗費心；要拿捏這種角色，壓力頗大。

家族治療

情感過度介入（high expressed emotion, high EE），指過度關心病人、過分介入或完全控制小孩生活（媽寶）。臨床上發現許多精神疾病和家庭的動力狀態有關，社工師善於以系統的觀點，檢視病人所在的環境；不僅處理家庭系統內的問題，亦協助到家挺系統以外的部隊關係。臨床工作者往往有這樣的經驗，個別治療所花的心力因病人受到家庭的影響而告失敗；或病人才稍有起色，卻因部隊來探視而告失敗。

若將家庭或部隊的壓力區分為系統與系統間的問題，提供一個以簡馭繁的方法，指出解決問題的優先次序；一次只對付一個次系統的問題，從最小及最易接近的核心成員關係著手。例如：改變溝通模式、以溫和的方式發洩強烈的情緒、了解要處理的是疾病不是病人、調整彼此的期待。

薩提爾家族治療概念

　　每個人生命中總會發生超乎自己能力可以掌控的狀況，這樣無法控制的狀況將會引發我們的壓力；而這樣的壓力任何人都免不了會經歷苦澀的歷程。讓我們受傷或挫敗並不是壓力事件的本身，而是我們處於壓力下的因應之道。

　　薩提爾模式（Satir Model）並不強調病態，而將心理治療擴大為成長取向的學習歷程。永遠正向看待自己的一切，每個人絕對沒有零價值，一切存在都是有意義的。對於「改變」的觀點不是要矯治（correction），而是轉化（transformation）。矯治，是把不好的行為特質拿掉，以好的行為取代之；而轉化的概念是沒有價值對立的判斷，任何行為特質本身是沒有好和壞，是要看使用的時機。

案例一

　　少將與上校政戰主任，多次前往醫院探病，與家屬及治療團隊會談，為國留才，搶救心靈受創的優秀心輔官。以溝通期待、調整職務、放假休養，希望能回軍服務。

案例二

　　新兵適應困難，因南部暫時沒床，要求立即北上住院；媽媽捨不得小孩，希望睡在病床旁。醫院不同意，媽媽就住在新北投溫泉飯店。每天準時會客到最後一分鐘才離去；然後開始找醫師、社工師問病情。每天講同樣的事情，影響到醫療作業。兒子住院期間，每天會客時買東西請客，幫兒子和其他病友打關係。兒子住院嫌醫院提供的籃球不好打，就馬上去買一顆給他。一旦

會客結束後，就打電話給到部隊給心輔官，要求驗退手續辦快一點。兩週後兒子驗退出院，醫護人員終於鬆了一口氣。過幾天，換心輔官北上來住院了。

案例三

簽志願役是考慮到家中經濟困難，個案雖認為在軍中讓它有很多學習的機會，但無法認同長官的領導風格；當任務多到無法負荷時，輔導長「就不要我了」，當我被送到醫院，我就回不去了。

精神醫療社會工作的歷程

當病人跨入精神科大門時，對他的治療工作就已經展開。精神科病人著重於環境的介入，且治療過程必須有家屬的參與[61]。精神醫療社會工作的過程包括：評估（assessment）、處遇（intervention）、檢討（review）、結束（ending）。必須用民眾聽的懂的話語說明疾病，必須以平易近人的方式解釋，避免醫療術語或專業術語。

社工師與家屬及病人會談目的主要是1.了解個案家庭中對情緒經驗的因應方式，2.評估個案的壓力因應及社會支持系統，3.討論個案在部隊的適應性，4.說明辦理停除役的流程。

舉案例來說：父母親在公務單位工作，小孩沒考上公職，父母親希望他從事穩定有保障的工作，就鼓勵他去當志願役士兵。但家屬對於個案在部隊受的委屈，被盯的狀況及挫敗感不甚了解，希望個案多忍耐就會有出頭天。後來個案因情緒低落、自殺意念而被送入院，家屬願意尊重個案想離開軍中的抉擇，但仍希望他離開軍中後繼續考公務員…。

---

[61] 韓青蓉（2013），精神醫療社會工作。華都出版社 · 台北。

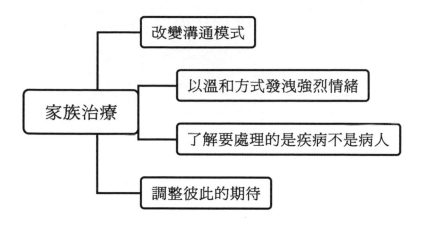

第十七章　住院軍人的職能治療

職能治療活動時間					
時間	一	二	三	四	五
上午 0920-1100	影片欣賞	體能	拼豆	棋藝	溫泉足浴
下午 1430-1600	桌遊	手工藝	歌唱	影片欣賞	體能

住院病人職能治療活動時間表範例

案例一

為什麼我不能去參加別病房的職能治療，那個職能治療師帶的活動我都想參加。

案例二

其實桌遊我不太喜歡，我比較喜歡拼豆。

案例三

我最期待每天的體能活動了，這次中秋節的烤肉也不錯；我已經忘了我在住院，北投醫院真是天堂。

案例四

住院每個星期都有免費電影可以看，比在軍中上莒光日好多了。

案例五

　　下週有賞櫻行程，賞完櫻還要泡腳，小護士也要陪我們去；拜託醫生，我的停役進度不要太快，免得參加不到。。

職能治療

　　精神科醫院是個療癒的地方，病人沒有打點滴，不需要整天臥床，入院就沒有發燒，不需天天量體溫。20多歲年輕人，沒事也不需要量血壓或測血糖。那精神科病人住院後每天做什麼？每天早上起床後，吃完九點的藥物治療後，即開始上午的職能治療活動。午休藥物治療後，開始第二次的職能治療。職能治療（Occupational Therapy，OT）是使用一種特定活動，從而協助、恢復身體或精神心理上的各樣疾病。它是一種透過有目的的活動來治療、協助及維持個案生理上、心理上的健康；或減輕及舒緩個案在發展的障礙或社會功能上的障礙對他們的影響，使他們能獲得最大生活獨立性。職能治療師運用廣泛的創造性活動，利用最適合的方法介入幫助特定的個案達成目標。

　　職能治療活動的價值包括增加動機、增強學習、彈性運用情感、處理身心疾病、增加滿足感與自尊、促進自我表達、助於投射、提供機會把內心情感轉化為力量。藉由影片欣賞、歌唱、拼豆、療癒繪圖，到UNO、妙語說書人、三國殺、卡卡頌等不同桌遊活動過程中，建立正確的自我評價、加強個人責任感並增進社會化。如病人缺乏自信與社交技巧，可藉由社交訓練團體提供學習機會，讓病人實際演練與他人接觸的技巧和增進信心。

案例一

第一床病人，入院後幾乎都臥床，今天的體能活動總算看他走出去坐在樹下，他想參加明天祕密花園的療癒繪畫課程。

案例二

部隊長官上午十點突然跑來醫院探病，此時正是職能治療時間，避免中斷弟兄治療及驚動其他弟兄，無法接受會客，部隊長官黯然的離去。

案例三

家長來會客，發現在前天還在軍中驚嚇不成人樣的小孩，已經恢復過來；小孩還拼豆拼出一個海綿寶寶，讚嘆北投分院是個療癒的好地方…。

案例四

每天放風時間，我就換上球鞋，在院區一直跑，邊跑邊哭，把在部隊的委屈都發洩出來。天氣冷，我就去醫院的足浴池泡腳。剛開始我覺得這些職能治療活動很幼稚，現在我的生命力似乎慢慢恢復…。

評估案例一

個案初入院，神情緊張，平時多獨處。對於職能治療團體參與度低，團體中少發言，但配合度尚可。可在詢問下，簡短表達內心想法。

治療過程中，發現個案自信心及自尊心較低，注意力差，壓力因應差，情緒低落易緊張，平時也缺乏休閒生活安排。目前在

一般行為、社會行為、工作行為總分為71分（滿分100）。

　　治療計畫：以獲得性參考架構（acquisitional frame of reference）理論基礎，協助個案表達出自己的問題，並從旁幫助其了解與解決問題，增強其角色功能。

音樂治療

　　美國公佈十大簡易長壽法依序為1.唱歌2.工作努力3.人脈廣4.每週跑步5.減少久坐6.飲食不離薑黃7.每天散步8.減少熱量攝入9.不喝性烈酒10.戒菸。音樂可以紓解壓力，撫慰人心。參與音樂活動可以調整身心或喚起生活中的某個經驗，也可搭配團體討論或是音樂想像等方式來幫助個案覺察自己的感受與想法，也可在團體討論中增加社會互動的機會。住院弟兄，引吭高歌，一首「心事誰人知」，發洩了在部隊的委屈…。

　　衛福部心口司舉辦2015年網路十大療癒歌曲票選，第一名為「祝你幸福」（鳳飛飛）：人生的旅途有甘有苦，要有堅強意志；發揮你的智慧，流下你的汗珠，創造你的幸福。第二名為「心內有數」（黃士佑）：知足的人才有幸福的門票，做伴行過歲月才是寶。第三名為「十年一刻」（蘇打綠）：不管是生旦淨末丑，跑龍套也讓你激昂；十年的功聚成燦爛，那一分鐘的夢。第四名為「傷心的人別聽慢歌」（五月天）：不要再問，誰是對的，誰是錯的，誰是誰非，誰又虧欠誰了，反正錯了，反正輸了，反正自己，陪自己快樂。第五名為「欠一個勇敢」（棉花糖）：看我們並肩看遠方，光線透成了希望，欠一個勇敢，就能看見未來形狀，看雨下過後的晴天，光線做成了橋樑，欠一個勇敢，就能通往圓滿的方向。

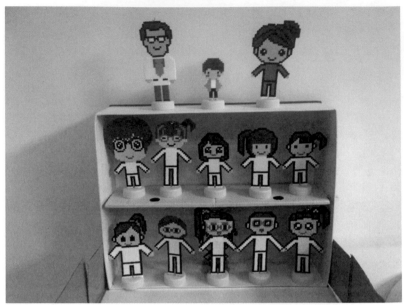

一個弟兄在職能治療中用拼豆拼出自己與醫療團隊

第十八章　精神科門診注意事項

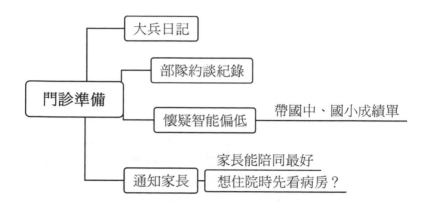

案例一

　　班長帶一個弟兄來看病，之後沒有再來回診。兩週後，發一份停役公函到醫院。醫生，每次門診病人那麼多，這病人到底是哪一個？

案例二

　　輔導長說已經告訴家屬，今天要送阿兵哥來看病，家屬也同意。後來家屬說，輔導長沒說是看精神科，非常生氣。

案例三

　　弟兄進診間，講不出所以然。叫弟兄去找帶隊班長，他正在外面抽菸打手機；進診間說，他不是我們單位的，我只是幫忙帶來。

案例四

醫生問弟兄什麼問題，輔導長說我們連長說他想不開，叫我帶他來住院辦停役？

精神科門診

希臘語Psyche是心靈的意思，精神科（Psychiatry）也是我國衛生福利部，認同的專科名詞，它涵蓋的範圍包括生物、心理、社會三個層面；診斷與治療也包括藥物、心理、社會等三個層面。英文Mental illness翻譯成中文，以「精神疾病」比心理疾病涵蓋換為更廣。近年來心身醫學（Psychosomatic）蓬勃發展，許多醫院為了減少疾病「污名化」，把精神科用身心科[62]、心身科或身心醫學科等名詞來取代。精神科門診由精神科醫師看診，心理門診，由執業心理師看診。門診提供的治療服務有：失眠、焦慮、憂鬱、自殺、憂鬱症、躁鬱症、精神分裂症、過動症等。

精神科醫師與心理醫師

現在大部分的人也分不清楚精神科醫師與心理醫師？其實在台灣衛生福利部沒有心理醫師這個名詞，在國外或是電影上，看到用以談話治療為主的叫做心理師（Psychologist）；在台灣分為臨床心理師（疾病的心理治療）或諮商心理師（非疾病的諮商，如情緒困擾、家庭、親子問題）；在醫院開藥、執行電療（ECT）的是精神科醫師（Psychiatrist）。

精神科醫師是醫學系畢業後接受精神住院醫師訓練，完成訓練通過精神專科醫師考試；才具備擔任主治醫師的資格。臨床

---

[62] 自盡下士曾看精神科仍排站哨 軍方挨轟？今日報，2014 年 7 月 11 日。

心理師或諮商心理師是心理學相關系所畢業，經一年實習後通過考試取得證照，才能執行相關治療。在台灣，心理師亦可獨自開業，但不能開立藥物。

誰帶病人來

精神科看診最麻煩的是部隊委託別班或別連的班長，帶一群兵來掛號。阿兵哥也不知道為什麼被帶來，帶隊官到醫院就溜走了。等到阿兵哥被醫院發出自殺防治通報單時，由上而下到通知到連長時，才驚覺事態不妙。精神科強調的是病史，看病備妥當兵前的就醫證明、部隊的大兵日記、輔導長的約談紀錄，其目的是迅速切入重點，如已需住院辦停除役者，一步到位。不要把醫師當作是柯南或福爾摩斯，等醫師建議門診追蹤，帶回去又發現不對。

帶弟兄看精神科前先和家人溝通

場景拉回三軍總醫院北投分院精神科診間，輔導長帶著剛到部隊就出現自我傷害的弟兄，搭著早班車來掛號，希望醫院能提供一些協助；看診中，部隊長官頻頻來電，迫切的想了解該弟兄是否符合住院或停役。

從南部搭北上的雙親，一路接駁高鐵與台北捷運，迷失在溫泉區的新北投捷運站。焦急的雙親搭計程車，衝到山上住院區找不到人，又回頭轉進中和街門診，看到寶貝兒子在會談時啜泣，左手割腕的傷口，還滲出暗紅的血漬。會談快結束時，突然間丟出，只要不回部隊，住院也沒關係⋯。

此時，阿兵哥的爸爸開始講述他當年在外島服役時，比現在不知苦多少倍，現在當兵已經很輕鬆，忍一忍、撐一撐就過去了？希望孩子不要輕易放棄？阿兵哥情緒崩潰的對老爸咆哮，媽

媽一旁拭淚⋯。

需要住院時

　　在精神科門診，當弟兄出現自我傷害、嚴重型憂鬱症、精神病（精神分裂症、躁鬱症）等狀況，為安全起見，醫生會建議病人住院治療。通常部隊會說家屬同意，但家屬的認知是一般綜合醫院的內外科病房；等到家長趕到醫院看住院的孩子時，常常無法接受，要求出院。

　　如果部隊覺得弟兄已不適合擺在部隊，建議第一次看病開始，部隊就約家屬一同前來，由醫生直接跟家屬及病人解釋。萬一需要住院時，可先參觀病房設施。有些弟兄看完病房後，會想回去當兵，之後就順利退伍了。

一定要住院時

　　門診常看到弟兄背著大大的雙肩背包，把所有的家當都帶來了。看來非住醫院不可，在南部醫院已經有住院許可證，卻等不到床位；搭高鐵到台北，鎖定三總、北投、松山醫院，投石問路。卻遇到新兵入伍期間，床位爆滿。在北投分院急診室門口坐著，賭賭看有沒有人突然出院，空出床位⋯。夜幕低垂，明日請早，兩個人一起去國軍英雄館投宿。

　　其實弟兄有狀況，單位輔導長可請求心輔官及所屬的國軍心理衛生中心協助。心衛中心的心輔官，每年都會舉辦軍中輔導知能講座或參與國軍醫院的精神疾病專題講座；也常帶病人到醫院，對醫院的運作比較熟悉，可與醫院醫師協調，暫緩收治較不急的病人，或協調心輔轄區已住院弟兄，但症狀已逐漸減輕者，提早出院，讓急需住院的弟兄，有床可以收治。

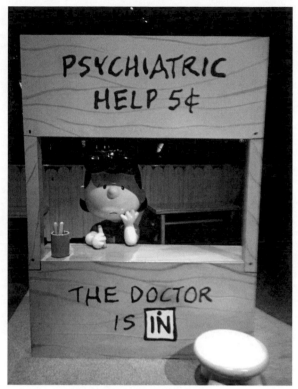

攝於日本大阪環球影城（2016）

第十九章　精神科住院注意事項

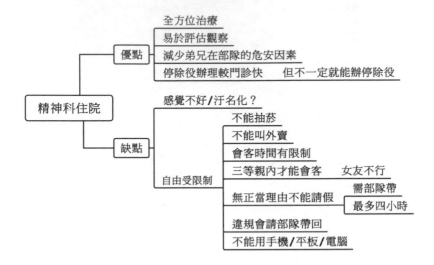

案例一

　　我小孩住院，可不可以請教會的姐妹進來醫院，幫他做心理治療？

案例二

　　我還有三個月就退伍了，我不辦停役，希望能住院住到退伍？

案例三

　　我想轉到開放病房，我入院時說要自殺都是假的，住在封閉病房我受不了。

案例四

我覺得住院不自由，不能玩手機，不能抽菸，也不能放假；我想出院，但我不想回部隊。

案例五

部隊把我放在這裡，我每天都要打電話給阿嬤說我在部隊過得很好。放假就說留守或出去玩。現在已經住第三週，可不可以讓我放假去看阿嬤？

案例六

住院後，被發現叫外賣、夾帶香菸、偷換衣服外出，醫院請部隊將弟兄帶回。

案例七

嚴重型憂鬱症從住院到開醫評會，就已經40天了，醫生要我出院，怎麼辦呢？

案例八

醫生，我已經半年沒有回家了；每次出院，部隊就把我送到另一個醫院繼續關，我都已經忘記家裡長的什麼樣子了？

案例九

醫生，你可不可以幫我開在家休養兩星期？我在家休養，保證不會自我傷害？（自從上次有一個弟兄在家休假，騎摩托車出意外後；部隊就不讓我們在家休養？但我可以保證⋯。）

案例十

　　醫生，我家在屏東；可不可以幫我轉到南部的醫院？部隊說：我們單位在花蓮，他不住花蓮總醫院，跑到台北住院？我們幹部每次要去看他回報，都很麻煩？還要自己出錢，醫院可不可以把他轉回花蓮！

精神科住院治療

1. 改變環境：服兵役是國民應盡的義務，軍人在服役過程，一定要在軍中單位服務。將病人暫時抽離部隊，如果在部隊已經待不下去，醫院是個避風港，也是個治療疾病的地方。病人住入軍醫院後，脫下軍服，看不到穿軍服的長官，聽不到軍歌高亢之聲，基本上病情已經好了大部分。

2. 生物及藥物治療：由醫師進行生理評估，血液、生化、甲狀腺素（T4）、B型肝炎、腦波等檢查。由精神科專科醫師綜合評估，依病人症狀給予抗憂鬱抗焦慮或失眠藥物治療。

3. 心理治療：由臨床心理師，給病人心理衡鑑，評估疾病嚴重度，是否符合停役標準。在住院中執行個別及團體心理治療，強化病人正向生活態度。

4. 職能治療：在病房中，過著規律與淡定的生活；閱讀、下棋、球類運動。

5. 等待停除役：住院後經過臨床評估與心理衡鑑，若已符合驗退或停除役診斷，在符合健保住院天數內，可在醫院等待停役。

開放式病房（精神官能症病房）與封閉性病房（重症病房）

　　顧名思義，開放式病房是病房的門在白天有些時間可自由進出，在三軍總醫院北投院區又稱為身心病房。通常給沒有自殺意念、不需看護的適應障礙或精神官能症病人，住院的大部分是年輕軍人。白天有些時間可開放病人自由院區活動，但須每小時到護理站點名。

　　封閉性病房門是上鎖的，依病人症狀，每天有固定時間帶病人到院區活動。病人屬性是重度精神疾病，如精神分裂症或躁鬱症，或有自殺意念、衝動控制不佳或毒品反應陽性的軍病人，依病情需要請部隊派看護陪同住院，當病人症狀減輕，在醫師同意下，可免看護。並不是所有醫院都有開放式病房，目前三總北投分院與國軍高雄總醫院有開放式病房。

因病住院期間可以放假嗎？

　　軍人在軍醫院住院，視同服役中之現役軍人，醫院是部隊委託管理的單位，如同醫務所的延伸，病癒出院須立即歸建。有些弟兄，一住院就想請假；最常見的是自己在網路掛號說要去別的醫院看病或是說阿公阿嬤病危；一聽到要部隊來辦理，就說沒事了。

　　住院期間使用健保資源，礙於健保規定，急性病房住院期間無法放假（含週六、日年假及各種國定假日）。若有不得已的原因須請假（如喪假、或辦理停除役開戶等），則須由部隊來接送，給予臨時假四小時。

住院期間與流程約多久？

住院前兩星期，除了全身檢查、會談診斷、藥物治療與職能治療外，亦會執行心理衡鑑。若診斷為適應障礙，或病人症狀已改善，則出院回部隊繼續服役。

若發現病情無法好轉或已符合嚴重型憂鬱症或精神官能症等停役標準，則會請部隊發出停除役建議書及公文，並告知病人及家屬準備辦理停除役。此時會進入第三、四週的治療期，並等待停役生效，通常公文往返，停役生效回家，已經住院第五、六週。若為志願役軍人，則需參與每個月的醫評會，醫評會通過後才能辦理除役。住院日期的最大極限，依各醫院床位運用、疾病別的健保容許住院日數，而有不同。

軍人住院需付費嗎？

軍人的雇主為國防部，在軍醫院住院，普通健保四人房，不需繳部分負擔；自付差額部分，北投分院雙人房一天約900元，單人房一天約2100元。但須繳伙食費，由連隊單位來負責繳交，病人本身不用付錢。但停除役生效後，若需繼續治療，則改由民眾健保身分，繼續門診治療。有些部隊在病人停役出院時派個學長來接，身上也沒帶錢，讓病人自己先墊，後來忘了匯款，常引起很多糾紛。

醫院違規案例

　　醫院以治療精神疾病為主，對於因性格問題，無法配合醫院規範，甚至影響其他病友安危者，會終止其住院，請部隊帶回。

案例一

　　某新兵，入院後一直跑到其他病室，自稱他曾經被關過；威脅其他住院弟兄幫他藏違禁品。（反社會型人格）

案例二

　　男性弟兄於住院期間，跑到女廁所；與異性關在同一廁間。遭巡邏發現，敲門許久才出來，供稱因為尿急才進女廁…。

案例三

　　某弟兄入院後，把早上病房餐車早餐全部買光，引起其他軍病人不滿，遭到聯合圍剿…。

案例四

　　弟兄入院後，捉弄其他重症民眾；對護理人員輕挑…。

案例五

　　我只是用平板跟手機，我又沒有在病房鬧事；為何這樣就算違規？護理師：「他住院已多次違規，每次都合理化[63]自己的行

---

[63]　合理化（Rationalization）：當個人行為無法符合社會規範，或是遭遇挫折無法追

為，醫院枕頭、家人送的便當盒都有手機和香菸，半夜還偷充電，早就記好幾次點…。」

住院違規須遣返部隊

精神科醫院是提供病人安靜療養的地方，不容許受傷的心靈，因住院而二度受創，住院軍人若發生重大違規須立即離開醫院。例如在醫院發生吸毒、暴力、性騷擾等行為，通常會立即歸建，以維護其他病人安全與安寧。

住院期間不得抽菸是國家政策，違反者醫院會被罰款。精神科病房目前不開放手機使用。也不得利用自由活動或會客時間溜出醫院，若無法配合，視情節輕重，遣返部隊。很多住院弟兄違規後，會試圖尋求關說，無論是家屬、長官、議員、立委、衛生局等；但為了維護其他人的權益、病房管理與減少治療的干擾，最後還是會請病人離院。

住院常見違規問題

1. 病房違規，要被送回部隊？部隊要求醫師再給他一次機會？或等停役生效再走？（大家都這樣，病房無法運作）
2. 威脅要殺醫護人員，被迫離院；打1985說他出院就要自殺，希望能讓他繼續留院？（1985很明理）
3. 住院抽菸、藏打火機，屢次違規，請民代關說？（民代是否可擔保醫院火災危險？）
4. 幾位住院軍人，聯手攻擊另一住院病人，以為沒事。（隔日家

求目標時；為了維護自尊，減低焦慮；便將行為合理化解釋。合理化有三種：一是酸葡萄心理，把得不到東西，說成是不好的。二是甜檸檬心理，即得不到葡萄而只有檸檬時，就說檸檬是甜的。三是推諉（projection），將個人的缺點或失敗，推諉其他理由，或找人擔待其過錯。

屬提告，警察赴院偵訊，參與的弟兄，立即被遣送回原部隊單位，靜待法院後續處理）

5. 住院拉K，驗尿陽性，被要求離開醫院。（有些部隊會直接將病人送往憲兵隊）

6. 與精神耗弱或智能障礙女病患發生不適當行為。（對方家屬可能會提告）

病房規定

1. 病人可不可以不要派看護？（不行，病人出事還是算部隊的）
2. 病人住院要出庭，部隊可否不來帶出庭？（病人權益受損，會告部隊）
3. 病人可否去選舉投票？（住院期間，有事可請四小時假，需部隊帶出帶回）

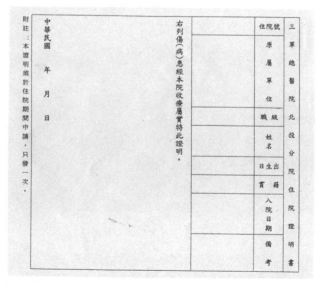

三軍總醫院北投分院住院證明書	住院號	
	原屬單位	
	職級	
	姓名	
	出生日	
	貫籍	
	入院日期	
	備考	

右列傷（病）患經本院收療屬實特此證明。

中華民國　年　月　日

附註：本證明須於住院期間申請，只發一次。

部隊需要住院證明確認弟兄何時入住，辦理退伍相關事宜。
此證明需在急診室旁的掛號處開立

第二十章　部隊可以強制弟兄 住院嗎

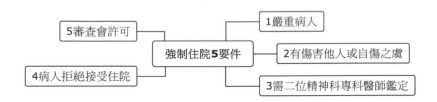

強制住院5要件
1嚴重病人
2有傷害他人或自傷之虞
3需二位精神科專科醫師鑑定
4病人拒絕接受住院
5審查會許可

案例一

　　輔導長說：他說他想自殺，但不想住院；可不可以給他強制住院？

案例二

　　營輔導長說：張排長想砍連長，可不可以給他強制住院？

案例三

　　志願役軍官到民間醫院精神科看診，被診斷書為思覺失調症。長官希望他住院辦除役，他拒絕了，因為他每個月給媽媽一萬，而且需要這份薪水養家。

案例四

　　二兵小林在部隊割腕被送到精神科急診，小林不想住院，家屬也不想讓他住院；但指揮官認為很嚴重，可以請醫師給他強制住院嗎？

嚴重病人

情緒不穩、有暴力傾向、有精神病診斷、有自我傷害算不算「嚴重病人」？在精神衛生法所規範的「嚴重病人」定義為「指病人呈現出與現實脫節之怪異思想及奇特行為，致不能處理自己事務，經專科醫師診斷認定者」。所以精神衛生法的「嚴重病人」指的是一種特殊疾病狀態及法律狀態，而非單指病情嚴重度。部隊希望強制住院的弟兄，很少出現與現實脫節之怪異思想及奇特行為，就難以符合嚴重病人，只能勸住院。

案例一

C130飛機[64]返台，輔導長押著弟兄直奔精神科；他每次情緒起伏，大家都非常擔心。政戰主任希望他能在北投醫院住院評估；部隊覺得外島衛生福利部醫院的醫生，好像不太會看軍人。每次都說他沒事；弟兄也拒絕看病，但我們壓力很大。醫生，無論如何你要勸他住院，不然我們還要再飛回去。

案例二

弟兄父母說，我覺得我的小孩不需要住院；是部隊要他住。輔導長說：他在部隊每天都威脅要把安眠藥全部吞下去，部隊也不敢給他放假在家，每天都跟在我旁邊，晚上跟我睡在一起，我都快瘋了。他剩不到一個月就可以退場了（回役兵，退伍後又來參加志願役士兵，目前辦理賠錢離開中），希望這幾周能安置在醫院，平安離開軍中。

---

[64] C130 運輸機是美國洛克希德馬丁公司（Lockheed Martin）研發的中型戰術運輸機，台灣於 1986 年（編號 1301-1310）、1995 年（編號 1313-1316）、1997 年（編號 1317-1320）購入；主要功能為外島快速兵力投射與運補。摘自維基百科。

病人家屬說：「我小孩到底是什麼問題？」輔導長說：「醫生，你覺得弟兄的初步診斷是什麼？我要馬上回報給處長。」醫生說：「他剛才就說，因為人才招募中心跟他說志願役每個月三萬多，又可以上下班，每天都可以回家外膳宿…。怎麼進去之後就不一樣？」輔導長在一旁苦笑，淡定的說，當兵每個單位不同；可能當初沒講完全或沒聽清楚…。

醫生說：「你們全家及部隊從屏東來，已經談了一個小時；現在只問一句話：如果弟兄現在回去，家長安不安心？部隊擔不擔心？」

家屬說：「我的孩子說，如果再回部隊，他可能會被盯？就像上次那個洪××事件一樣？」輔導長說：「我們處長說：今天一定不能把他帶回部隊？」

案例三

我剛入部隊沒多久，動作跟不上，做事忘東忘西，沒辦法蹲太久，長官覺得我不好管，就要我來住院。我不喜歡軍中那一堆臭男生，東西也很不好吃，班長說住院可以看電視，玩電動，我覺得還OK！

強制住院條件

嚴重病人有傷害他人或自己或有傷害之虞，經專科醫師診斷有全日住院治療之必要者，需交由二位精神專科醫師進行強制鑑定。強制鑑定結果，認為有全日住院治療必要，經詢問嚴重病人意見，仍拒絕接受或無法表達時，應向審查會申請許可強制住院[65]。

---

[65] 黃隆正（2013），精神病患拒醫，強制住院需過三關。自由時報 2013 年 5 月 12 日。

民生報

中華民國八十二年三月十八日／星期四

醫藥新聞 23

《實習醫師手札》

門裡門外

張君威

經歷一場精采的"鬧房"，醫師頓時扮演起警察的角色；協同救援的憲兵隊，強制鎮暴……

●開門時，病人在門內凝視著我。我小心翼翼的將門帶上，隨即反鎖。頃刻間，彷彿置身一切夢境中，拉著我要抽血的病人到牀邊，進針時，病人跟我說：「多抽一點！」

「大夫！我想跟你談一談。」病人說他聽到奇怪的聲音，似乎有鬼附身，我不得不中斷他的話。突然間，有人就打起來了，醫護人員將他們拉開，半哄半騙的將病人綁在牀上，必要時給一針「乖乖針」，安定病人的情緒。

然而，並非每次都那麼容易制止。夜半中的鬥架，值班的實習醫師只見保特瓶在空中飛舞，病人瘋狂式的鬥毆，最後病人與醫護人員對峙，醫師不得不扮演起警察的角色，協同救援的憲兵隊，強制鎮暴，將病人約束於牀上，經歷了一場精采的「鬧房」。

雖然他們是精神科病人，但大部分時間他們仍十分清醒。有自治民選的值星班長與會議主席。他們領導著病友整理環境，爭取病人福利。打球、唱KTV時，他們勇於表達。熱情歡唱，勝過藉口因感冒而不能歌唱的醫護人員。週末上午，是個開刷時候，在公布覈准返家院外治療名單前，他們已陸陸續續向親近的實習大夫打聽是否上榜的消息，只是實習大夫也聲明不知。榜單揭曉時，一陣喧嘩，幾家歡樂幾家愁，有人開始抗議、叫罵、摔公共電話，謊辭值星班長職務。實習醫師紛紛到走廊安撫病患，必要時，還須強制約束。在勸病人時，總是有點畏懼，怕他們突然反擊，傷了自己。

不到精神科實習，難以了解精神病患為何如此之多，牀總是滿的，對於等候住院的人，總是愛其能助。自殺、吞藥、精神分裂，比比皆是。教育程度都在專科或大學以上，社會地位也不錯，也許是現代生活的壓力，令人無所逃遁吧？

（作者為三軍總醫院實習醫師）

第二十一章　別讓家屬不清楚
——三方會談

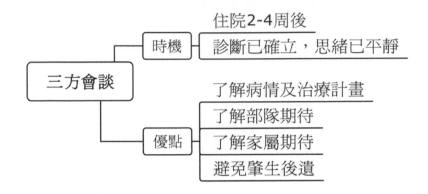

三方會談
- 時機
  - 住院2-4周後
  - 診斷已確立，思緒已平靜
- 優點
  - 了解病情及治療計畫
  - 了解部隊期待
  - 了解家屬期待
  - 避免肇生後遺

案例一

我小孩子出院後，打電話求救，希望再住院。隊長打電話給我們說他沒有要住院，只帶他到民間醫院拿藥。我要親口聽他的聲音才安心，卻都連絡不到他。我兒子很內向，連到軍中10天沒大便都不敢跟長官講，我很擔心他會出事？

案例二

我不能接受我的小孩用精神病診斷辦停役，醫院說部隊如果沒有公文來，就不會辦。部隊說，是醫生叫部隊幫我兒子辦停役的。

案例三

　　女軍官在部隊崩潰尖叫，急送醫院，會談完畢；勾勒出一個畫面，個案其實從選擇軍校開始，就有很多的掙扎與衝突？現在的這個長官，可能是壓死駱駝的最後一根稻草？也許先住院，讓雙方有個沉澱的空間？女官破涕為笑！辦住院的臨門一腳，老媽趕到；說：我現在要帶她回家。空氣頓時凝結凝？帶隊官面有難色，吞吞吐吐的說我要請示上級？

案例四

　　軍官媽媽說，我懷疑醫生你們是不是跟部隊一夥的？我小孩今天變成這樣子癥結點在部隊，怎麼會送到醫院來？應該把他們主管調離才對啊？

案例五

　　83年次，四個月的兵，他當不下去住院了；經過兩次的三方會談，弟兄長輩還是堅持他回去當兵，弟兄想請假回去抽籤看單位再說，部隊不給他回去抽籤…。

案例六

　　社工師在醫評會前準備資料，約黃員家屬前來會談。家屬在電話另一端說，我就是不同意他除役。叫我到醫院，我沒空，要停役，大家看著辦…。

　　本次醫評會黃員除役審查先撤案，下月視需要再送件。

　　下個月黃員回診說，我想通了；長官只是一時的，過一陣子就調走了，我沒有必要因為他就來裝病退伍。（鐵打的營房，流水的官，誰管他將軍成路人。）

場景1-1

　　二兵阿勇，家中的媽媽突然接到電話：媽媽，我在船上很緊張，睡不著，前幾天，部隊送我來到一個奇怪的地方住院…，醫師說有些病情上問題，想當面跟家屬及部隊討論。

　　過兩天，爸爸、媽媽、阿公、阿嬤、姐姐，從南部搭高鐵北上；經過安全檢查，進入一道道封閉的精神科病房，看到一些奇怪的人？

　　同一時間，部隊長官也依約前來，在門口先攔住醫師？我是弟兄的×長，這是××長，聽說，這孩子不想停役，可是他在部隊…？

場景1-2

　　媽媽先哭了，我不知道小孩子當兵會被送到這樣的地方？當初部隊只是說他適應不良，要送他到醫院檢查…。

　　報告長官、醫官，我是阿勇的爸爸，在這裡做第一次發言：我過去當兵，在士官隊，是下士班長；我覺得我的小孩沒有問題，頂多只是適應不良？

　　部隊長官請心輔老師，把當初阿勇上船後不適應，曾出現自我傷害的想法，轉告醫官，希望醫官能協助阿勇停役…。

　　阿勇說，我不逃避，我想把兵當完！但是我不要在船上，希望能調到我家附近的陸戰隊…。

場景1-3

　　長官說，我們希望阿勇能停役，但也尊重醫院的專業決定；但我們真的很擔心，萬一阿勇回部隊，發生了不好的事情…。我目前手中，有兩個案子，一個是上吊，一個是墜海…。

　　阿勇的爸爸第二次發言：男孩要當兵，才像男人！長官，你跟我講；你是不是有壓力，我來幫你解決？我認識很多民代…。

　　阿公說話，阿孫要做兵，才能娶有某；不能不當兵…。

上述結論：

　　部隊希望個案停役，以免發生遺憾，可能也會丟官？

弟兄希望把兵當完，但似乎又讓部隊擔心？

弟兄父母堅信小孩沒問題，是很好的心理支持，但小孩真的可以安全退伍嗎？

後續發展：

病人在醫院住了一個月，心情逐漸康復，安眠藥、抗焦慮藥都停止，當通知下船要到新單位時，有開始出現焦慮，帶著藥物到新單位？

病人在新單位數饅頭等退伍，因為部隊不讓他定時回診拿藥，回診時告訴醫師，他正準備申訴？

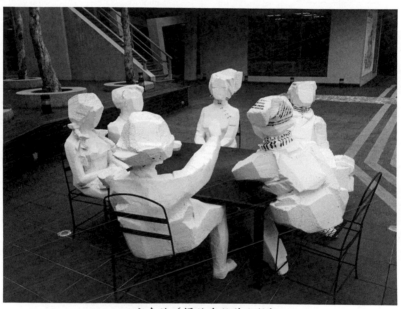

三方會談（攝於朱銘美術館）

第二十二章 輔導長醫院探病案例分享

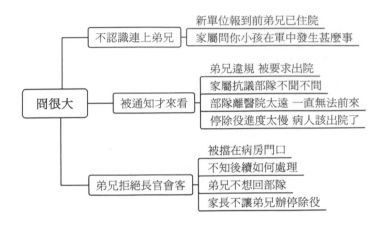

在心輔班隊介紹精神疾病的評估與處理，按時間的比例分配，總是適應障礙症、憂鬱症、精神官能症、人格異常、自殺防治。對新進幹部而言，這些內容太艱澀陌生，因為沒有見過實際案例，聽起課來純粹用理論去套用，總是眼高手低；最後發現上面介紹的疾病都會自殺，好像都要送醫，最好都辦停役。那心輔官、輔導長的角色及施力點在哪裡？對身經百戰轉入心輔系統的輔導長，這些課程早已聽過數遍，當發現弟兄有問題，怎麼樣尋求一步到位的方法，讓部隊及自己安全下莊；則是他們期待的目標。

部隊長官，是弟兄服役期間的訓練官，也是照顧者。當弟兄抽籤或分發到你單位的那一刻，你就對他有了責任，對他的家人有交代，你沒有理由說不，也無法逃避…。

一個在台灣新訓中心放完結訓假，在基隆碼頭排隊準備登船

到東引[66]報到，岸上送行的班長再三叮嚀，先馬後東，到南竿的先下船；東引的繼續坐到終點。兩旁送行的親友，在部隊遠方，頻頻揮手。堅強的阿明，幾天前收假時，告知爸媽不需擔心，也不需來送行。看著同梯弟兄，魚貫而入的進入台馬輪，一閃而過是電影悲情城市，一群人在碼頭登船，永不回頭的畫面。一時悲從中來，從抽籤後，壓抑在內心深處的恐懼，瞬間爆發。在碼頭哭泣，像小孩一樣說：我不要當兵？

帶隊官不敢押他上船；請人將其送至三總北投分院精神科住院，留下將報到的新單位輔導長電話，家長被通知，著急的打電話問外島新單位的輔導長發生甚麼事，新單位輔導長打電話去問新訓中心的輔導長，新訓中心輔導長接兵太多，對該弟兄無印象，查一下資料，說該弟兄入伍期間表現正常，沒有任何記錄，弟兄既然已經撥交，就由新部隊後續處理…。

焦急的家長接獲通知後每天到醫院，希望見一下部隊長官要真相，說明他這個樂觀勇敢的小孩為什麼變成這個樣子？儘管部隊正值演訓，任務繁重，輔導長也得趕快向上報告排休假，火速訂好船票、機票；經海空陸不同交通工具，一路向東；「即從東引穿南竿；便下台北向北投」。搭船接飛機轉台北捷運，從荒涼的漁村戰地，進入繁華的首都台北，從北投捷運轉乘新北投溫泉觀光支線，去尋找那位未曾謀面的弟兄。

輔導長拖著疲憊的身軀，一路挺進到三總北投分院，通過一道道鐵門，找到弟兄住院的病房；到病房問了護理師，指一下那位正與家屬會客的弟兄。會客的弟兄看到這位穿著迷彩服，身材魁梧，體格標悍的軍官緩緩向他走來。突然間情緒崩潰，麥當勞薯條灑了滿地，說我不要回部隊…。弟兄的父母望著輔導長，輔導長尷尬的不知所措，旁邊其他住院的弟兄、會客的家屬，深情的望著這個畫面，世界似乎停止轉動。

---

[66]　東引，目前中華民國政府實際統治區最北境，有「國之北疆」之稱。

輔導長問弟兄，發生了甚麼事；弟兄驚魂未定，一言不語。家長插話說：「輔導長，我才想請問你，我的孩子在部隊發生什麼事？為什麼被送到這裡住院？」輔導長本來想說：其實他的狀況，我也不清楚？但看著家長表情，似乎是即將爆發的炸彈；話到嘴邊，又吞進去⋯，本來會客完順道在台休假的心情都沒了⋯。

想一想

如果你是那位輔導長，你該怎麼辦？

輔導長打電話回報，馬祖那邊長官擔心這位弟兄未來的適應問題，希望能勸他辦停役？輔導長休假心情全沒了，這次返台增加了一個新任務。

後續發展

第二天，輔導長提著水果再來探病；家屬態度比較好。正想找機會開口跟家屬討論停役可行性時，家屬問輔導長何時可以安排他搭船回去當兵？

怎麼辦

長官的期待與家屬期待不同，要說服長官，還是要說服家屬？還是？

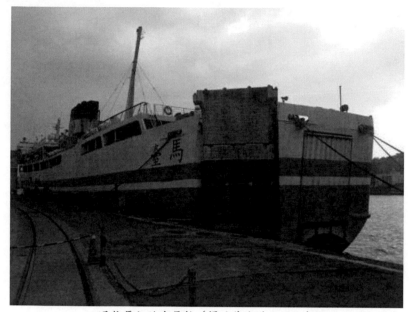

通往馬祖的台馬輪（攝於基隆港，2016）

第二十三章　海軍艦艇弟兄住院調陸流程

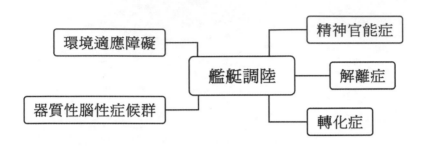

案例一

醫生我有幽閉恐懼，我想調陸地單位，可不可以幫我開證明？

案例二

我就是不喜歡在船上，放假不正常；媽媽也叫我到醫院辦調陸？醫生，我住進醫院評估，要等什麼？

案例三

我有椎間盤突出，看了骨科，不讓我調陸；我也有氣喘，看了內科也無法調陸，我就來精神科試試看。

案例四

　　艦艇醫官說，艦長把這弟兄交給我；我把他送到醫院，現在診斷證明出來了，接下來我不知怎做[67]，要不要發公文？

住院調陸評估流程

　　病人住院後，兩週時間內由醫護人員執行會談、臨床評估、心理衡鑑；最後主治醫師綜合各專業團隊確立為「環境適應障礙症」可依「海軍總部艦艇官兵因病調陸標準」辦理調陸。

　　艦艇官兵調陸標準中，屬於「精神系統」的有1精神官能症2解離症3轉化症4器質性腦症候群5環境適應障礙（須有單位書面佐證資料）5藥物酒精戒斷症。

　　艦艇單位取回診斷證明後，即可辦理調陸流程。住院弟兄在未分發新單位前，仍屬於艦艇人員；若要出院可能須繼續待在船上服勤，航行時則視需要託管陸地單位；被託管人員有醫療或其他需求，艦艇單位都必須派人處理，鞭長莫及，還不如跟船。有時船從蘇澳開出去，可能停在馬公、基隆或左營，很久才回蘇澳，一回港大家都忙著休假…。

　　目前大部分艦艇單位，都會等到弟兄調陸生效後；再到醫院接往下一個單位，公文處理一般都要兩星期左右。

案例一

　　輪機官說，這個住院調陸的弟兄不要讓他回來；最好直接給他辦停役，免得像瘟疫一樣，一個學一個，整條船都不能出港了。

---

[67]　這個問題從我畢業在艦隊當醫官開始就問海軍總醫院的醫師，回北投醫院已經被問 20 年了。

案例二

弟兄在船上吵著要調陸，家長也幫腔，希望住院評估；進了病房，馬上決定回去當兵？

案例三

艦隊軍官住院期間辦理調陸生效，但似乎還無法適應回部隊生活，弟兄覺得在醫院逐漸減藥，希望緩個一兩周等療程結束再回去，部隊主官希望他先出院回去交接，並接受輔導？住院期間已經減量的安眠藥當晚又加上去？

案例四

簽志願役水兵，登艦航行後，暈船極度不適，軍醫院雖開立「疑似動暈症」診斷，但仍無法下船調陸；心情沮喪被送到精神科，自己又覺得沒有這方面問題？冬天來了，風浪越來越大，船又要遠征⋯。

這是你的船（It's your ship）

一條船最重要的是士氣；士氣與領導統馭息息相關。每一陣子，同樣船型的艦隊，就會有一兩條船，住在精神科的人數特別突出，不符合正常機率理論。

麥可・艾柏拉蕭夫[68]（Michael Abrashoff）從美國國防部派下來接掌一艘混亂不堪、績效奇差的軍艦。他不把部屬當作是「聽命的棋子」，放棄「命令與控制」的管理文化，多傾聽部屬的意

---

[68] 麥可・艾柏拉蕭夫（2009），這是你的船：有效領導的十大技巧。台北，久石文化出版。

見，藉以發揮部屬的創造力。他先從部屬的角度看事情，透過三個問題：問弟兄最喜歡艦上哪些地方？最不喜歡哪些地方？最想改變哪些地方？廣納部屬意見，診斷出組織的問題點，然後協商出可行的解決方法。

　　溝通、溝通、再溝通，麥可艦長發現計畫溝通的完善，部屬表現的績效就越佳。如果部屬犯錯，他不會先加以訓斥，而先審視自己是否清楚的說明目標，是否給於足夠的相關訓練，並肩負起所有責任。麥可艦長在兩年的時間讓班福特艦，成為美國海軍最優秀的軍艦。

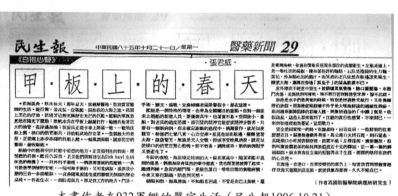

本書作者在932軍艦的醫官生活（民生報1996.10.21）

第二十四章　新兵驗退流程與四聯單

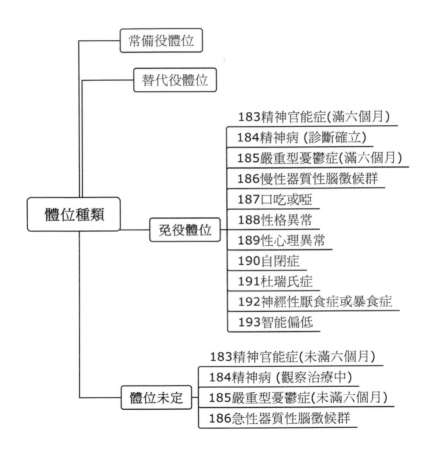

案例一

新訓中心抱怨醫院一直把文退回，大家都結訓了，驗退的人還留在部隊。

案例二

阿兵哥的弟弟於入伍前一周車禍過世，心情低落，從營舍三樓欲跳樓，被安全士官制止，急送醫院。

案例三

輔導長說最近新訓中心有弟兄自殺已遂，很多長官都被拔掉，我們最近壓力很大，只要有狀況的弟兄，麻煩儘量幫我們收住院驗退。我們白天會保持一個心輔官在醫院待命，任何一位弟兄驗退單下來，我們當天就會火速處理。

案例四

醫生，請問辦驗退和辦停役有沒有什麼不同？

案例五

班長說不想當兵就到北投住院辦驗退，我交了車費，就被送來了。

驗退

義務役官士兵（82年次（含）以前），入伍未滿一個月，因病離開軍中稱為驗退。驗退的診斷標準及項目與停役相同。當醫師認為已經符合驗退標準（通常需等心理衡鑑完成後），會請新訓中心

送醫院驗退複檢紀錄表（第一面是粉紅色的四聯單）到醫院。新訓中心可將四聯單交給門診醫師、病房（住院病人）或醫院承辦人員後，由主治醫師開立完成後，上呈院部，經院部長官批可後，由承辦人員通知部隊領取後，約三天內，即可驗退離營。

　　所有驗退程序需在入伍後一個月內完成，若部隊要知道進度，請找醫院辦理兵役驗退、停除役承辦人員，因為主治醫師通常開完單子就結案往上送出，層層覆閱審查，只有承辦人才知道公文大概進展到哪個階段。

案例一

　　箱型車、遊覽車緩緩開進醫院，本以為是哪個單位的參訪還是上課？原來新訓中心是來辦驗退的？

案例二

　　醫官您好，我是床位2101金××的父親；俺是老兵退伍，您要俺去醫院搞什麼三方會談，讓我兒子驗退，俺才不上你的當。格老子的，你就叫我那兔崽子好好回去當兵，什麼驗退都不要想。

案例三

　　心輔官說，這弟兄入伍快滿一個月，驗退開不出來，是不是要改走停役流程…？

案例四

　　在三總參加兵役委員會時，來自各縣市政府兵役部門，反映精神科驗退評估太久，希望能縮短作業流程…。

來不及辦理驗退變停役

　　許多弟兄送到醫院評估時已經入伍快滿一個月，精神疾病的評估不像內、外骨、皮膚科等臨床科，只要有驗血報告、X光片、電腦斷層、角度量尺或過去重大手術證明就可判定。

　　特別是過去無精神科就醫病歷，入伍後才第一次到精神科評估者，常容易超過一個月內驗退的截點。此時就公文就改走停役或停止訓練流程（83年次以後出生者）

　　新兵訓練中心交給醫院空白的驗退四聯單（見次頁，為粉、藍、黃、白），上半段蓋部隊關防，填寫姓名、出生日期、身分證字號、徵集地、軍種梯次、送檢單位等相關資料。就診日期後的欄位由醫院醫師填寫。

　　驗退四聯單請交給病房護理站，新兵評估完成，若符合驗退標準，主治醫師會開立；行政流程完成後，醫院行政部門（北投分院為醫行室驗退承辦人）會通知部隊領取。

醫院驗退複檢紀錄表

診字第　　　號

姓　　名		出生日期 民國　年　月　日	
身分證字號			
病歷號碼			
徵集地		軍種梯次	
送檢單位		送檢病名	

就診日期：民國　年　月　日　　科部　診　號

診斷病名：

現在病狀：

妨害運動功能：

一、本驗退複檢紀錄表係依據役男複檢作業程序檢查開具。

二、茲證明上列事項完全屬實，如有虛偽而致庇護或便利應受徵集之男子
　　規避兵役者，願負妨害兵役治罪條例之責。

院長　主治醫師　檢查醫師

（蓋印信處）

中　華　民　國　　　年　　　月　　　日

體位評定日期	依據體位區分標準體位項次		指定醫院代表	縣市政府代表	體檢組長

（第一聯為粉紅色送市縣市政府）

第二十五章　停除役辦理流程與公文

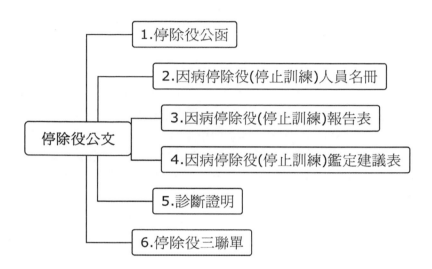

　　兩個義務役弟兄同時住院，醫院兩周就評估完成，開立可停役的診斷證明。其中一個弟兄第四週就停役生效，另一位第六週才生效？

　　醫官，我第一次遇到這種事，請問公文要怎麼發？

案例三

弟兄住院評估後，開立診斷證明。部隊等了一個星期來拿，拿回去剛好在忙，忘記發公文，以為停役就會自動生效？

因病停止訓練

目前83年次（含）以後出生的新兵，若入伍已經超過一個月，則須辦理停止訓練；若未滿一個月，則以驗退方式處理。有時弟兄到部隊一些日子，加上住院評估診斷確定時，可能超過一個月，就辦理停止訓練，程序與停役相同，需部隊公函，附上「辦理因病停止訓練」三聯單及必要資料，醫院會以公文會辦方式，交給該弟兄的主治醫師填寫。特別請新兵訓練中心掌握狀況，切勿送錯單子，減少公文往返時間。醫院作業約一週時間，部隊接到醫院回文約一週時間，停止訓練日期可生效，並赴醫院帶弟兄回部隊辦理離營。

停役

目前82年次（含）以前出生的新兵，當入伍滿一個月，就必須走停役流程。若新兵尚未分發，由新訓中心辦理；若已分發部隊，則需部隊公函，附上「因病停役三聯單」及必要資料，由主治醫師開立停役診斷。醫院作業約一週時間，部隊接到醫院回文約一週時間，停止訓練日期可生效，並赴醫院帶弟兄回部隊辦理離營。

除役

志願役官士兵，則需部隊公函，附上「除役三聯單」及必要

資料，由主治醫師開立除役診斷，經醫院醫評會辦理除役。除役確認後，到除役生效，因單位性質有所不同，通常需三個月。

義務役符合停役的精神疾病

義務役軍士官兵辦理停役須根據「常備兵現役病傷殘廢停役檢定標準[69]」，精神科專科醫師[70]可以開立停役的項目為「精神系統」的10個診斷，項次為167「精神官能症」，168「精神病」，169「嚴重型憂鬱症」，170「器質性腦徵候群」，171「性格異常」，172「性心理異常」，173「自閉症」，174「杜瑞氏症」，175「神經性厭食症或暴食症」，176「智能偏低」。

替代役符合停役的精神疾病

替代役役男辦理停役須根據「替代役男傷病停役檢定標準表[71]」，精神科專科醫師可以開立停役的項目為「精神系統」的10個診斷，項次為165「精神官能症」，166「精神病」，167「嚴重型憂鬱症」，168「器質性腦徵候群」，169「性格異常」，170「性心理異常」，171「自閉症」，172「妥瑞氏症」，173「神經性厭食症或暴食症」，174「智能偏低」。

志願役役符合除役的精神疾病

志願役軍官士兵則依陸海空軍軍士官傷病退伍除役檢定標準，精神科專科醫師可以開立停役的項目為「精神疾病」的9個

---

[69] 常備兵現役病傷殘廢停役檢定標準，102 年 1 月 10 日國防部國規委會發布全文。

[70] 精神科專科醫師，醫學院醫學系畢業，考取醫師證書後，再經過四年住院訓練，通過精神科專科醫師考試，取得精神科專科醫師證書，目前全台約 1500 人。

[71] 替代役男傷病停役檢定標準表，101 年 9 月 19 日國防部國規委會發布全文。

診斷，項次為143「情感型精神病」，144「嚴重型憂鬱症」，145「智能偏低」，146「精神分裂症」，147「人格異常」，148「妄想症」，149「性心理異常」，150「器質性腦症」，151「精神官能症」。

精神官能症在停除役標準不同

義務役官士兵只要診斷確立即可，志願役官士兵須就醫滿半年。

因病停止訓練、停役、除役公文結構包括六部分：

1. 函：
2. ×××單位因病停止訓練人員名冊
3. ×××單位停止訓練報告表
4. 因病停止訓練建議表（連級：醫療、生活、訓練、輔導、綜合建議表）（紀錄人、連隊長）需蓋章，營級及主官批示
5. 診斷證明
6. 辦理因病停止訓練[72]（停役）體格複檢證明書（停役三聯單）（白、黃、粉紅複寫三色）或辦理因病除役證明書（除役三聯單）（白、黃、粉紅複寫三色）

從住院到停除役生效可回家要多久

住院前兩週是病房評估，並執行心理測驗，第三、四週心測報告完成；確認是否符合停除役或艦艇調陸；若不符合停除役，病人則準備出院；若符合停除役，病人或取得診斷證明交由部隊發公文到醫院，醫院回文到部隊通常已到第四、五週，義務役在

---

[72] 因病停止訓練，義務役，83年次（含）以後，只當四個月的兵。

第五、六、七週停役生效。

　　除役住院流程同義務役停役，但須等每個月醫評會通過，才能續辦。志願役除役，從住院開始，通常需三個月以上。

辦理停除役的公文與依據

　　依部隊屬性不同，有些部隊公文由文書官，有些由醫官、有些是輔導長、心輔官、醫務士官負責此業務。每年有許多初任官、士，各單位負責接洽的人，也不盡相同？在門診或病房看病時，常被問到公文的相關問題，醫院和部隊都互相在追公文。因為公文的不熟悉，讓弟兄在軍中或醫院多待了幾天，司空見慣。在這裡也把相關的資訊也提供給大家。

　　基本上要等醫師跟你說診斷已經確立，可以符合停除役，再發公文。有些單位看一次病或病人剛住院，就馬上發公文？醫院收到後，還是必須等心測完成，診斷確立，醫師才能開停除役三聯單。

辦理	因病停止訓練 體 格 複 檢	證明書

辦理因病停止訓練人員基本資料（申請鑑定單位填寫）

單 位		級 職		姓 名		身分證字號	
出生年月日	83.	入營日期	102.11.13	申請鑑定日期		102.12.25	
附 註		停止訓練令字號			生效日期		

國軍醫院檢查紀錄（國軍醫院填寫）

檢查科別		門診號		住院號			
診 斷				診斷日期			
檢查所見							
院 長		政戰主管		主治醫師		檢查醫師	

停止訓練審查紀錄（司令部或核定停止訓練權責單位填寫）

一、依上列國軍醫院檢查結果，按經審查合於「常備兵現役病傷殘廢停役檢定標準表」第　規定。
二、該員□合於辦理停止訓練。□不合於辦理停止訓練。
三、審查時間：　　年　　月　　日。

單位主官	軍醫人事	承辦主管	承辦單位	審核	承辦人

體位判定紀錄（戶籍地縣市後備指揮部填寫）

一、依上述國軍醫院檢查結果，按體位區分標準附件一第　　項規定判定為　　體位。
二、體位判定時間：　　年　　月　　日。

主官（管）	縣市後備指揮部				市、縣（市）政府		
	後管科		軍醫官	監察官	主管	承辦人	衛生局代表
	主管	承辦人					

第一聯(白)隨兵籍資料移轉縣市後備指揮部、第二聯(黃)核定單位自存、第三聯(紅)鑑定醫院存查

註：辦理因病停止訓練人員基本資料由申請鑑定單位填寫。
　　國軍醫院主治醫師填寫第二欄後，須經政戰主管、院長等批可後，公文才可發回部隊，醫院內流程約一週可完成，部隊收到後約一週生效。

辦理 因病停役 證明書
體格複檢

辦理因病停役人員基本資料(申請鑑定單位填寫)						
單　位		級職		姓名		兵籍號碼
出生年月日		入營日期		申請鑑定日期		
附註		停役令字號		生效日期		

國軍醫院檢查紀錄(國軍醫院填寫)				
檢查科別		門診號	住院號	
診斷			診斷日期	
檢查所見				
院長		政戰主管	主治醫師	檢查醫師

停役審查紀錄(司令部或旅級核定停役權責單位填寫)
一、依上列國軍醫院檢查結果，按經審查合於「常備兵病傷殘廢停役檢定標準表」第　　　規定。
二、該員　□合於辦理停役　□不合於辦理停役。
三、審查時間：　　年　　月　　日。

單位主官	軍醫	承辦人事	主管		承辦單位	審核		承辦人

體位判定紀錄(戶籍地縣市後備指揮部填寫)
一、依上述國軍醫院檢查結果，按體位區分標準附件一第　　　項規定判定為　　　體位。
二、體位判定時間：　　年　　月　　日。

	縣　市　後　備　指　揮　部				市、縣(市)政府		
主官(管)	後管科		軍醫官	監察官	主　管	承辦人	衛生局代表
	主　管	承辦人					

第一聯(白) 隨兵籍資料移轉縣市後備指揮部　第二聯(黃)，核定單位自存　第三聯(紅)，鑑定醫院存查　100.3.1000份

停役三聯單（82年次以前，一年兵）

　　辦理因病停役人員基本資料由申請鑑定單位填寫。

　　國軍醫院主治醫師填寫第二欄後，須經政戰主管、院長等批可後，公文才可發回部隊，醫院內流程約一週可完成，部隊收到後約一週生效。

辦理因病傷退伍除役檢定證明書

辦理因病傷退伍除役人員基本資料

單　　位		級　職		姓　名		兵籍號碼	
出生年月日		入伍日期		申請鑑定日期			
附　　註		退伍除役令字號			生效日期		

國軍醫院檢查紀錄（國軍醫院填寫）

檢查科別		門診號		住院號			
診斷			診斷日期				
檢查所見							
附記	一、□符合　□不符國軍殘等檢定條件。 二、醫評會紀錄如附件。						
院　長		政戰主管		主治醫師		檢查醫師	

退伍除役審查紀錄（總部、國防部核定權責單位填寫）

一、依上列國軍醫院檢查結果，經審查合於「陸海空軍軍官士官病傷退伍除役檢定標準」附件一第　　項之規定。
二、該員□合於辦理除役　□不合辦理除役　□合於辦理退伍　□不合辦理退伍。
三、審查時間：　　年　　月　　日。

單位主管		軍醫人事	承辦主管		承辦單位	審核		承辦人

（本表一式三份，鑑定醫院抽存一份）

除役三聯單（志願役官士兵）

　　辦理因病退伍除役檢定證明書人員基本資料由申請鑑定單位填寫。

　　國軍醫院主治醫師填寫第二欄後，須經每月醫評會討論通過後，才確認可以除役。

第二十六章　如何填寫因病停訓、停役、除役建議表

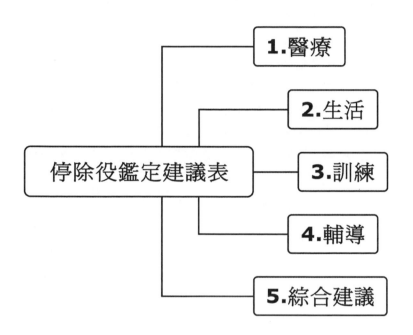

入伍滿一個月

　　如果新兵入伍滿一個月，就不能走驗退流程；須辦理因病停役（義務役一年期）或停止軍事訓練（83年次以後，四個月的兵）或除役（志願役）。此時在公函內有一個鑑定建議表須完成。內容除了基本資料外，包括醫療、生活、訓練、輔導、綜合建議等五項；記錄人意見及簽章那一欄，儘量由不同幹部填寫。

智能偏低：

【範例一】

「醫療」：該員於105年1月15日至三總北投分院就診，經醫師初步診斷為智能不足與適應障礙，建議住院觀察。

「生活」：該員平日表現緊張，無法跟上部隊運作，常出狀況，害同班一起被處罰，與同儕相處不佳，常遭排擠。

「訓練」：該員於訓練表現較差，無法熟記各項指示，並自述自己不會做，須幹部一再提醒及指導，才能完成課程訓練項目。

「輔導」：該員表示當兵很辛苦，希望不要當。經多次約談，仍無法適應部隊生活。鄰兵表示，該員學習落差很大。

「綜合建議」：輔導長於家屬聯繫時，該員祖母表示，該弟兄於小學時，已符合資源班資格，但其父母不同意。服役前生活反應較慢，且易與人衝突，經綜合考量，該員不適服現役。

【範例二】

「醫療」：李員入伍，因學習緩慢，屢遭排擠，進而對人群有疏離感，常出現焦慮、哭泣、失眠。於醫院智力測驗，總智商只有67，醫生說智能偏低，可辦理停止軍事訓練役。

「生活」：在部隊生活中，李員因常學習問題感到壓力；雖經長官細心開導，壓力源依然無法根除，令人灰心。

「訓練」：該員因學習緩慢，拖累大家；常需幹部利用課間單獨

指導，使部隊幹部人力更加吃緊。

「輔導」：該員常默默不語，甚至獨自哭泣，經隊上長官談心開
　　　　導，但在現實環境壓力下，輔導成效有限。

「綜合建議」：個案個性內向、悲觀，在部隊中少與人互動。然
　　　　因學習障礙帶來的情緒低落，與日俱增，幾乎已達臨
　　　　界點，繼續服役，恐肇生不良事件，經全盤考量，建
　　　　議停止軍事訓練役。

精神官能症：

【範例一】

「醫療」：該員於104年9月10日入伍，填寫關懷人員調查表時，
　　　　表示自己有衛生福利部桃園療養院精神官能性憂鬱的
　　　　診斷證明。104年11月11日由班長陪同至三總北投分
　　　　院就診，經醫師初步診斷為適應障礙，疑似精神官能
　　　　性憂鬱建議住院觀察，病房房號2101。

「生活」：該員平日表現緊張，自述想哭、想死，無法跟上部隊運
　　　　作。

「訓練」：該員於部隊操課期間，大部分時間都在旁邊觀看，無
　　　　實際操作，無法通過綜合逮捕術、游泳等訓練課程，
　　　　造成部隊困擾。

「輔導」：經輔導長多次約談，該員皆表示不能適應，擔心自己
　　　　會做出不理智的舉動，心情沮喪很想家，自述快受不
　　　　了了。

「綜合建議」：輔導長於家屬聯繫時，該員母親表示，該弟兄於
　　　　役前情緒不穩，有自傷意念，多次以藥物控制，經綜
　　　　合考量評估，該員不適服現役。

【範例二】

「醫療」：該員於104年12月12日至三總北投分院住院，經醫師
　　　　　評估判斷為精神官能症，建議辦理停役。

「生活」：該員身體狀況不佳，易影響部隊生活。

「訓練」：該員執行專長訓練時，因身心狀況影響單位訓練
　　　　　成效。

「輔導」：1. 該員學習意願、生活作息均正常；惟無法負荷正常
　　　　　繁雜之作業，並造成身體上的負擔。2. 部隊已針對該
　　　　　員身心狀況，適度調整作業項目，降低各項危安因
　　　　　素，但該員仍表無法適應，生活痛苦。3. 與其家屬聯
　　　　　繫後，其父母希望部隊協助停役，返家休養。

「綜合建議」：1. 該員因身心疾病，無法正常作業，對本單位生
　　　　　活與業務執行上，均已造成單位困擾。2. 該員已符合
　　　　　常備兵傷殘廢停役核定標準，第167項規定，建議上
　　　　　級協助辦理停役適宜。

嚴重型憂鬱症：

【範例一】

「醫療」：該員於104年12月10日因割腕由營輔導長、連長陪同
　　　　　送至三總北投分院就診，經醫師初步診斷為適應障礙
　　　　　合併憂鬱情，建議立即住院治療。

「生活」：該員於部隊擔任下士，常與其他值星班長衝突，認
　　　　　為上級不管，在萬念俱灰之下，突然出現自我傷害
　　　　　行為。

「訓練」：有鑑於該員身心狀況，無法與其他同儕共同完成交付

任務，且須派遣一位幹部隨時陪伴，造成部隊訓練及人力調配的負擔，也有許多安全疑慮。

「輔導」：該員不願就醫，也無法接受訓練進入軌道，持續待在營區，症狀亦無好轉。若符合除役診斷，懇請貴院協助辦理。

「綜合建議」：該員無論從醫療、生活、訓練、輔導各方面來看，均無法接受部隊作息，且考量該員身體狀況，須改變環境接受治療，避免衍生不良之後遺，冀盼貴院協助辦理除役。

【範例二】

「醫療」：蔡員於104年11月15日至三軍總醫院北投分院門診後住院治療，經醫師初步診斷為嚴重型憂鬱症，符合停役標準。

「生活」：蔡員自覺部隊壓力太大，曾多次感到無法適應，並認為繼續下去，只有死路一條。

「訓練」：蔡員本身態度積極進取，但因情緒因素，無法表達自身想法並與上級溝通。

「輔導」：蔡員於晤談中表示有壓力問題，常感拘束不自由，無法完成交付任務，在身體及心理狀況亦無法取得平衡。經多次輔導，雖有改善，讓仍易陷入負面思考。

「綜合建議」：蔡員無論從醫療、生活、訓練、輔導各方面協助，均已無法在短期內回歸部隊，完成職務上之任務，建議停役接受治療。

性格異常：

【範例一】

「醫療」：入伍前欠債甚多，常與人幹架，身上有多處傷痕；因情緒不穩，在軍中適應不良，經北投醫院診斷為性格異常，符合停役標準。

「生活」：部隊生活中，喜歡耍老大，常與鄰兵衝突，並有攻擊意圖。個人在大兵日記表示，當兵是在浪費他的時間，想趕快離開軍中。

「訓練」：教什麼都不想學，一直擺爛，動輒得咎，影響團體榮譽與進度，非但無戰力，也造成部隊訓練的負擔。

「輔導」：經輔導長開導後，心情較為平穩；但過幾天後，故態復萌，難以誠心面對長官。

「綜合建議」：該員性格乖戾，無論從醫療、生活、訓練、輔導各方面來看，均無法配合部隊作息，拖垮整個團隊士氣，為避免衍生不良之後遺，懇請貴院協助辦理停役。

【範例二】

「醫療」：陳員過去曾有毒品前科，國中參與幫派傷人，高中常翹課被記過退學。

「生活」：在部隊中，只要放假就外出飲酒、飆車，是部隊擔心的重點人物。

「訓練」：出操時常藉故抱病號，對長官交辦事項，看心情去完成。

「輔導」：該員個性反骨，覺得部隊是衝著他來，無心改變自己。

「綜合建議」：該員在部隊中無法服從，也造成非常大的困擾，
　　　　　　希望貴院審慎評估，協助辦理停役。

（全街）　辦理因病除役鑑定建議表（逐級單位填寫）							
個人資料	兵籍號碼　級職　姓	名　出生年月日　入伍日期　屆退日期　最高學歷					
	戶籍地址						
	家庭狀況						
區　分	服役狀況（含佐證資料）				紀　　　錄　人 意見及蓋章	連（隊）長意見及簽章	
逐級	醫療衛生						
	生活訓練						
	練輔導						
	導綜合建議						
級營	主官批示		副主官 政戰主管			承辦單位意見	

每一個項目儘量不要同一個人簽章

第二十七章　驗退停役後與兵役複檢

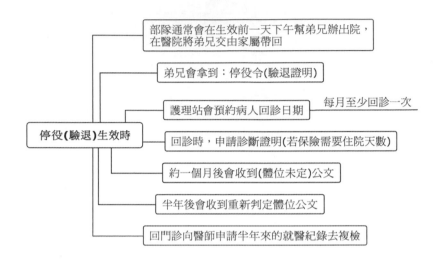

部隊通常會在生效前一天下午幫弟兄辦出院，在醫院將弟兄交由家屬帶回

弟兄會拿到：停役令(驗退證明)

護理站會預約病人回診日期　每月至少回診一次

停役(驗退)生效時

回診時，申請診斷證明(若保險需要住院天數)

約一個月後會收到(體位未定)公文

半年後會收到重新判定體位公文

回門診向醫師申請半年來的就醫紀錄去複檢

案例一

醫生，我都已經驗退（停役）了，可不可以不來回診？（會有被叫回來當兵的風險）

案例二

醫生，我家住桃園，我可不可以在那邊的醫院回診？（可以，最好在軍醫院精神科）

案例三

醫生，我家住台北市，我在北投停役，可不可能被分配到別的醫院複檢？（有可能，但基本上會被安排在戶籍地縣市的醫院）

案例四

你不是驗退了嗎？怎麼又回來住院？真巧，第二次分發新訓中心又遇到同一個連長，第二天送到北投醫院，又歸到原來的主治醫師。（出院後從未回診）

案例五

最近我被通知去教育召集，我沒理他，就收到一張來北投分院的複檢公文。（驗退後從未回診）

案例六

醫生，停役後，我在工作，都沒回來複檢；現在收到複檢單，會不會被叫回去當兵？

案例七

我在北投分院住院，出院後規則門診；現在收到一張要到內湖三軍總院複檢的單子，我很緊張，該怎麼辦？

案例八

艦隊下船停役，有人打電話給他，問他如何停役；親戚笑他，說他在裝，他想以死明志，回診時表明藥量還要再加。

案例九

出院後，解除兵役；第一個月未回診，因為他把藥全吞了；送到馬偕醫院洗胃，之後轉入精神科入院！

案例十

出院後停役後，他想死的念頭還是沒有改變；只是沒有像在部隊那麼嚴重。

出院後回門診是治療的延續

當弟兄停除役後，治療還是持續進行。有些藥物在身體的濃度才開始穩定分布，回到家後，環境改變，少去部隊的壓力，增加了親友的關懷，藥物可慢慢減少，但還需要時間。此時改由門診治療追蹤。如果治療半年仍然有憂鬱、焦慮等症狀，造成生活功能、社會功能、職業功能的顯著障礙；未來兵役複檢才能判為免役體位。反之，驗退或停役後，就完全沒有就醫；可能表示功能已經恢復，被判回部隊當兵的機率也就大增。

案例一

醫生，保險公司要我來開上次住院的診斷證明，要註明住院天數？

案例二

醫生，保險公司為什麼要求要看我住院的護理紀錄？

案例三

醫生，聽說住院請假會被扣保險，是真的嗎？

案例四

醫生，我媽媽今天叫我來拿診斷證明，保險公司說要註明住院日期。回想起來，如果我住院當時，連長講話不那麼衝，我當時就會考慮回軍中繼續幹？除役後，我考上消防員，繼續為人民服務，我希望未來能當救災英雄。

問題一

問：醫生我有住院保險，該如何辦理？何時找醫生開立？

答：大部分軍人都有在外面保險公司投保，很多是父母幫他的保的；通常是以住院日數為保險給付標準，通常一天為1000到2000元不等。保險公司會要求當事人像申請診斷證明及相關資料，建議弟兄出院後問清楚保險給付的依據，是否與疾病診斷有關？是否有住院日期上限？是否會影響到以後能否繼續保險？大部分保險公司都會有半年以上的申請期限；相關資料可在出院後，下一次主治醫師門診時，再來開立；以免很多病歷資料還沒彙整完畢。

問題二

問：停除役後，請回住院時負責照顧的主治醫師門診開立證明？

答：有些人出院後，沒有按照回診時間到醫院，突然到醫院隨便掛一個醫師的門診，要求開立診斷證明，通常拿不到。

　　因為診斷證明涉及到法律的問題，特別是精神疾病常涉及到行為能力、兵役與保險的問題。日後有問題發生時，法院會傳喚當時開立診斷證明開立的醫師，書面陳述或出庭作證。如果這個

醫生不是你在住院時的主治醫師，他很可能不記得你是誰？對你瞭解不清，在法庭或保險，對你的幫助，可能較不周延。

此外，保險公司如果覺得診斷證明，不能滿足保險給付需求，再進一步向醫院申請相關資料，反而影響給付進度甚至給付金額。

問題三

問：只住五天就驗退了，要不要申請理賠，會不會影響以後續保？
答：先問看看可領多少錢，值不值得申請理賠，就看當事人自己。

保險公司查案案例：

北海人壽來函

主旨：敬請賜告本公司被保險人高帥富先生貴院診療之病歷詳情，俾為本公司核保、理賠之依據，請查照。

說明：（一）查詢主要傷病：嚴重型憂鬱症（煩請回覆檢附之表格）

（二）並請惠予提供下列資料：初診日期、主訴、診斷及門診次數？住出院日期，主訴，過去病史，出院診斷…？

（三）住院期間，有無請假或不假外出？若有，請假日期及時間為何？

（三）隨函檢附高帥富先生授權同意書，請查收。

解析：很多人住院就想請假去拜拜或探望病重家人，在健保與保險都有一定的規範，也容易影響申領保費的權益。另外有些保險方案，對有些疾病有一定的住院天數與理賠上限。很多人領到錢，跟預期有落差，心情又不好了。

新北市後備指揮部因病停役複檢紀錄表					
姓　　名		出生日期		鄉鎮市區	永和區
兵籍號碼		軍　種	空　軍	階　級	一　兵
役　別	停役兵	檢附佐證之檢查醫院		國軍高雄總醫院	
病　　名	精神官能症				
應複檢科別（檢驗項目）	請註明6個月內是否有規則治療，並檢查是否仍持續呈明顯症狀，造成日常生活功能、社會功能、職業功能顯著減損				
複檢醫院（章）		複　檢　結　果			
三軍總醫院北投分院		請註明6個月內是否有規則治療，並檢查是否仍持續呈明顯症狀，造成日常生活功能、社會功能、職業功能顯著減損 複檢日期：104.11.20			
依據標準	體位項次		體　位		
主官（管）		監　察　官			
		軍　醫　官			
後管科長		後管科承辦人			
判　等　日　期		年		月	日

複診醫師不是看弟兄複診當天的狀況，而是看停役後到今天複檢這6個月的就醫病歷。是否有每個月規則門診，是否還有明顯症狀造成日常生活、社會功能、職業功能減損。如果驗退或停役後都沒回診紀錄，回來當兵的機率就很高了。

跋

　　座落在新北投溫泉區舊名的831或是818醫院，過去一直充滿著神祕的色彩。千山響杜鵑，身心安頓處，濃濃溫泉味，就在軍北投…。

　　遠眺觀音山，身處療癒城。接手後送兵，從心搶救起。那裡是國軍精神醫學重鎮，蘊育出不少國內知名精神醫療菁英。只緣身在此山中，誰該與我相遇？治療者與求助者都是歷史的過客，在這時光交會的雪泥鴻爪…。

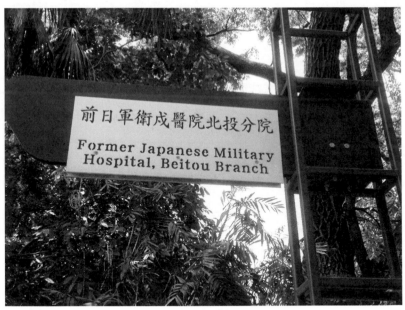

Since 1898-

Do觀點38　PF0187

精神疾病的辨識與危機處理：
國軍自我傷害防治

作　　者／張君威
責任編輯／洪仕翰
圖文排版／周政緯
封面設計／王嵩賀

出版策劃／獨立作家
發 行 人／宋政坤
法律顧問／毛國樑　律師
製作發行／秀威資訊科技股份有限公司
　　　　　地址：114 台北市內湖區瑞光路76巷65號1樓
　　　　　電話：+886-2-2796-3638　傳真：+886-2-2796-1377
　　　　　服務信箱：service@showwe.com.tw
展售門市／國家書店【松江門市】
　　　　　地址：104 台北市中山區松江路209號1樓
　　　　　電話：+886-2-2518-0207　傳真：+886-2-2518-0778
網路訂購／秀威網路書店：https://store.showwe.tw
　　　　　國家網路書店：https://www.govbooks.com.tw

出版日期／2016年7月　BOD一版二刷　定價／220元

獨立 作家
Independent Author

寫自己的故事，唱自己的歌

精神疾病的辨識與危機處理：國軍自我傷害防治
/ 張君威著. -- 一版. -- 臺北市：獨立作家,
2016.07
　　面；　公分
BOD版
ISBN 978-986-93153-3-3(平裝)

1. 精神診斷學　2. 精神醫學　3. 軍人

415.95　　　　　　　　　　　　　105008900

國家圖書館出版品預行編目

讀者回函卡

感謝您購買本書，為提升服務品質，請填妥以下資料，將讀者回函卡直接寄回或傳真本公司，收到您的寶貴意見後，我們會收藏記錄及檢討，謝謝！如您需要了解本公司最新出版書目、購書優惠或企劃活動，歡迎您上網查詢或下載相關資料：http:// www.showwe.com.tw

您購買的書名：_____

出生日期：_____年_____月_____日

學歷：□高中 (含) 以下　　□大專　　□研究所 (含) 以上

職業：□製造業　□金融業　□資訊業　□軍警　□傳播業　□自由業
　　　□服務業　□公務員　□教職　　□學生　□家管　　□其它_____

購書地點：□網路書店　□實體書店　□書展　□郵購　□贈閱　□其他

您從何得知本書的消息？

　□網路書店　□實體書店　□網路搜尋　□電子報　□書訊　□雜誌
　□傳播媒體　□親友推薦　□網站推薦　□部落格　□其他_____

您對本書的評價：（請填代號　1.非常滿意　2.滿意　3.尚可　4.再改進）

　封面設計____　版面編排____　內容____　文／譯筆____　價格____

讀完書後您覺得：

　□很有收穫　□有收穫　□收穫不多　□沒收穫

對我們的建議：_____

_____

_____

_____

11466
台北市內湖區瑞光路 76 巷 65 號 1 樓
獨立作家讀者服務部　　　　收

· ·

（請沿線對折寄回，謝謝！）

姓　　名：＿＿＿＿＿＿＿＿　　年齡：＿＿＿＿　　性別：□女　□男

郵遞區號：□□□□□

地　　址：＿＿＿＿＿＿＿＿＿＿＿＿＿＿＿＿＿＿＿＿＿＿＿＿＿＿＿＿＿

聯絡電話：(日)＿＿＿＿＿＿＿＿＿＿　(夜)＿＿＿＿＿＿＿＿＿＿＿＿＿

E-mail：＿＿＿＿＿＿＿＿＿＿＿＿＿＿＿＿＿＿＿＿＿＿＿＿＿＿＿＿＿